JN299700

患者中心の
意思決定支援

納得して決めるためのケア

編集　中山和弘　岩本貴

Decision Support Guidebook

中央法規

はじめに

　本書は，医療分野における，患者や家族の「意思決定支援」をテーマとした，おそらく日本では最初に近いものだろう。

　ネット書店で「意思決定支援」で検索すれば，経営学やビジネス関連のものばかりが何百冊もヒットする。ビジネスパーソンにとって，激しい競争の中を生き抜くためには，迅速で的確な意思決定が必要であるが，それが決して容易ではないため，その支援方法が古くから研究・開発されてきたのである。

　ところが，医療の分野においては，患者や家族が直面する難しい問題に対する意思決定支援の研究は，まだ十分に行われていないのが現状である。

　そこで，本書は，次のような疑問に答えようとするものである。
・患者や家族は，医療者と十分なコミュニケーションをとり，納得して治療やケアの方法を決めているだろうか
・患者や家族が，どうしても決められないときや，本当のニーズや意向がわからないとき，どのような支援が考えられるのだろうか
・患者中心の医療と，意思決定支援とはどのような関係にあるのだろうか

　なぜなら，医療における意思決定はますます困難になっているからである。

　医療技術の発展によって，検査，診断，治療の選択肢は，日に日

に増大し,しかも常に変化している。多くの選択肢から,自分にとって最も適切なものを-それも生命・人生・生活にかかわるものを-選んでいかなくてはならない。

さらに,ICT（情報通信技術）の発展はめざましく,さまざまな健康情報サイトをはじめとして,Q&Aサイト,ブログ,SNS（mixi,Twitter,Facebookなど）などから,専門的な情報に限らず,実際に検査や治療を受けた人の体験談も知ることができる。しかし,情報が多いということは,それだけ選択肢が多くなるということで,使い方によっては,意思決定における困難さを助長しているともいえる。

確かに,なるべく多くの選択肢を知ってから,自分のニーズや好みにあった,納得できる意思決定をしたい人にとって,情報は強い味方である。そのようにして決めた人は,治療やケアの方法を信頼でき,それに専念できるため,最終的によい結果も得やすい。

しかし,誰もが膨大な情報を,うまく生かせるわけではない。そこで必要になるのは,専門家とのコミュニケーションである。日本では,「情報を伝える」という意味で使われがちであるが,本来は「共通項」をつくることである。双方向的なもので,情報交換により,「情報を共有する」ことを意味する。このようにして決める方法は,シェアードディシジョンメイキング（shared decision making）と呼ばれる。「シェアする」という言葉は,なかなか日本語にしにくいため,定訳はないが,対等な関係性を必要とするものなので,協働（的）（または共同,協同）意思決定などと呼ばれる。

しかしこれは,伝統的で主従的な医療者-患者関係では,なかなか難しい。協働して意思決定できるには,医療者が患者や家族のさ

まざまな状況を十分に理解し，それに合わせてコミュニケーションを行うことが求められる。そのために，今，円滑なコミュニケーションを促進し，よりよい意思決定を支援しようという動きが出てきている。本書では，日本における先駆的な事例を通して，患者中心の意思決定のための情報共有やコミュニケーションを支援する方法を紹介している。

　本書は，次のような7章で構成されている。
　第1章では，意思決定とは何かを中心に，意思決定支援がなぜ必要なのか，どのような方法が考えられるかについて概説してある。
　第2章では，主として「がん医療」において，医師－患者間のコミュニケーションの不足によって生じた問題と，それを解決する「医療コーディネーター」による支援について紹介している。
　第3章と第4章は代理の意思決定である。第3章は，高齢者の「胃ろう」の事例を取り上げ，つくるか否かの意思決定支援のために開発された意思決定支援ガイドについて紹介している。第4章は，自分の意思を伝えられない障害児や乳児の医療において，子どもの最善の利益を実現するために必要な医療者と親のコミュニケーションについて事例を通して論じている。
　第5章では，出生前検査の受検と不妊状況に悩むカップルというリプロダクティブヘルスにおいて意思決定が困難な事例と，その支援のための「オタワ意思決定支援ガイド」の活用について紹介している。
　第6章では，リハビリテーションにおける本来の目的を問い直したうえで，そこで目標を決める立場にある専門職と患者や家族がコ

ミュニケーションを促進するために開発されたiPadアプリ「ADOC」について紹介している。

　第7章は，意思決定支援のための資源を集めたものである。インターネットでの検索をはじめ，図書館，セカンドオピニオン，患者会やサポートグループなどの活用方法について解説している。

　編者として，本書が，医療における「意思決定支援」という，ようやく日本でも関心が高まりつつあるケアが，今後さらに発展していく足掛かりとなることを願っている。医療に限らず，保健や福祉の幅広い分野で，意思決定支援が求められ，全国ですでに活動している方々がいるだろう。そもそも，出版に至ったいきさつとしては，Twitterをきっかけに意思決定支援の研究ネットワークをつくりたいというメンバーが集まったことであった。したがって，執筆者全員が，この分野に関心をもつ方々とネットワークをつくっていきたいと願っている。是非，多くの読者からのメッセージやコメントをいただけることを期待したい。

　最後に，本書の企画から出版まで御尽力いただいた中央法規出版の坂弘康氏に，心から感謝します。

2011年12月

中山和弘

目次

はじめに

第1章 医療における意思決定支援とは何か
　　　　　　　　　　　　　　　　——中山和弘

1 意思決定とは何か ……………………………………… 11
　1）問題と問題解決のための意思決定…… 11
　2）意思決定のために確率が多く用いられる時代…… 13
　3）よくないことが起こる確率としてのリスク…… 15
　4）エビデンスと価値についての情報…… 17
　5）情報を得た意思決定…… 18
　6）意思決定の3つのタイプ…… 19
　　　①パターナリズムモデル…… 21
　　　②シェアードディシジョンモデル…… 21
　　　③インフォームドディシジョンモデル…… 21
　7）意思決定に必要な情報と知識…… 22

2 意思決定における支援の必要性 ……………………… 24
　1）情報が不足している場合…… 24
　2）情報提供と習慣…… 24
　3）情報の見方…… 27
　4）意思決定が難しい場合の倫理的判断…… 27

3 よりよい意思決定とは ………………………………… 28
　1）よりよい意思決定をするための方法…… 28

4 健康を決める力 ………………………………………… 36
　　ーヘルスリテラシーとヘルスコミュニケーション
　1）ヘルスリテラシーとヘルスコミュニケーション…… 36

2）ヘルスリテラシーの4つの側面…… 38
3）ヘルスリテラシーと健康の関連…… 40

第2章 医療コーディネーターによる意思決定支援
——岩本貴，岩本ゆり

1 意思決定支援の流れ …… 43

2 患者が意思決定に悩むこと …… 47
事例 **1** もっといい治療はないか…… 48
事例 **2** 私が受けたい治療に家族が反対している…… 53
事例 **3** 医者に，どの治療法がよいかと聞かれたが，決められない
…… 62

コラム 意思決定の支援者の適性…… 71

3 何が個人の意思決定を困難にしているのか
…… 72
1）選択肢についての知識・情報の不足…… 73
2）ある選択肢に過大・過小な期待をかけている…… 74
3）価値観がはっきりしない…… 75
4）周囲の人の価値や意見がよくわからない…… 76
5）ある1つの選択肢に対する周囲のプレッシャーがある…… 77
6）自分の選択を聞いてくれたり認めてくれる人がいない…… 78
7）これらの障害を乗り越えるスキルや支援がない…… 78

コラム ロールプレイでスキルアップ…… 79

第3章 高齢者医療における代理意思決定とその支援
——倉岡（野田）有美子

1 代理意思決定 …… 83
1）代理意思決定とは…… 83
2）代理意思決定のプロセス…… 83

2 高齢者医療における代理意思決定 ……………… 84
　　1）高齢者の意思決定の特徴…… 84
　　2）胃ろうとは何か…… 86
　　3）オタワ意思決定支援ガイド…… 87
　　4）高齢者の胃ろう造設に関する意思決定支援ガイド…… 89

第4章 小児医療における代理意思決定とその支援
　　　　　　　　　　　　　　　　　　　──小泉麗

1 小児医療における意思決定の特徴 ……………… 99

2 意思決定における親の権利と子どもの権利 … 100

3 子どもの最善の利益に正解はあるのか …… 103

4 子どもの最善の利益を中心とした話し合い … 105
　　－事例を通して

第5章 リプロダクティブヘルスにおける意思決定支援
　　　　　　　　　　　　　　　　　　　──有森直子

1 リプロダクティブヘルスと意思決定 ……………… 111

2 リプロダクティブヘルスに関する意思決定の特徴
　　　　　　　　　　　　　　　　　　　　……………… 112
　　1）クライエント（難しい意思決定に直面して相談を必要としている当事者）の困惑…… 112
　　2）医療者の側の困惑…… 114
　　事例 **1** 出生前検査／診断…… 114
　　事例 **2** 不妊状況にある人の意思決定…… 118

3 どのように難しい意思決定を支えるか……… 121
　1）この場面での「葛藤」は何か?…… 121
　2）「決め方」を支援する「オタワ意思決定支援ガイド」…… 127
　3）シェアードディシジョンメイキングのプロセス…… 133

第6章 リハビリテーションにおける意思決定支援ソフトの活用 ——友利幸之介

1 リハビリテーションにおける意思決定の特徴
……… 137
　1）リハビリテーションとは…… 137
　2）社会参加とは…… 138
　3）一般的なリハビリテーションのイメージ…… 139
　4）手段と目的を区別する…… 139
　5）リハビリテーションの目的を確認する…… 141
　6）目的を実現するための目標を設定する…… 142
　7）患者とリハビリテーション専門家の認識のズレ…… 143

2 作業選択意思決定支援ソフト(ADOC)……… 144
　1）ADOCの概要…… 144
　2）ADOCの面接手順…… 145
　3）ADOCの特徴…… 146

3 ADOCを用いた事例—感覚性失語症の男性 ……… 147
　1）意思表出困難でフラストレーションがたまるA氏…… 147
　2）ADOCを使った面接(Easy)…… 148
　3）ADOCを用いた意思決定(Equal)…… 149
　4）ADOCを用いた支援方法(Especial)…… 150
　5）社会参加へ(Empowerment)…… 153
　6）楽しい!(Enjoy)…… 155

第7章 意思決定のための資源とその活用
——瀬戸山陽子

1 資源利用のための心構え ………… 157

2 インターネットでの検索 ………… 160
　1）エビデンス情報とナラティブ情報の検索…… 161
　2）病院情報の検索…… 162
　3）オンラインコミュニティ…… 163
　4）インターネットを介したコミュニケーションの特徴…… 165
　5）インターネット上の参考サイト…… 168

3 公共図書館／医学図書館などの利用 ………… 170

4 患者図書室の利用 ………… 173

5 主治医や看護師への相談 ………… 176
　1）患者中心医療の実践…… 176
　2）患者メモの重要性…… 177
　3）看護職の役割…… 179

6 セカンドオピニオンの利用 ………… 181
　1）セカンドオピニオンの効用…… 181
　2）セカンドオピニオンの実際…… 182

7 医療コーディネーターへの相談 ………… 185

8 患者会やサポートグループへの相談 ………… 187

索引…… 193
編集・執筆者紹介…… 197

第1章 医療における意思決定支援とは何か

1 意思決定とは何か

1）問題と問題解決のための意思決定

　私たちは，日々，痛いとかつらいとかのからだやこころの問題，人間関係の問題など，さまざまな問題に直面している。問題はストレスと置き換えてもいい。生活に何らかの変化が起これば，それは何でもストレスとなり得る。変化が生じたときにそれをよくないこと，ネガティブなものととらえたときからストレスが生じる。そうとらえなければ，何が起こってもストレスではない。要はその人の受け止め方，認知の問題である。しかし，それこそが，それを解決しなくてはならない問題となる理由である。

　ストレスを感じたまま生活していることはつらい。しかも，放っておけば，問題が解決しないばかりか，時間とともに進行するものであれば，悪化する一方であり，ストレスが拡大する。そして，その問題そのものでなく，その間のストレスがもとで病気になることがあると知られている。

　したがって，そうした問題には対処しなければならない。そのと

きの対処方法は，過去にうまくいった方法を用いることができればよいが，なかなかそうはいかない。そもそもそのような方法があるとわかっていれば，ストレスにもなりにくい。新たな問題が生じた場合，これまでの方法を変えたり新たに探したりする必要がある。

そうした場合，対処方法をどのように決めているであろうか。対処方法を決めるということは，少なくとも1つの対処方法が用意されなくてはならない。1つしかない場合は，決めることがあるとすれば，それを採用するか否かの2つに1つである。しかし採用しないと問題が解決しないとすれば，選択肢は1つなので，決めることはないのである。すなわち，意思決定とは，2つ以上の選択肢から1つを選ぶことである。

このとき，「私の決め方はいつも間違っていない」という人もいるであろうし，いつも失敗するので「信頼できる人に相談して決めてもらっている」という人もいるかもしれない。いずれにしても，意

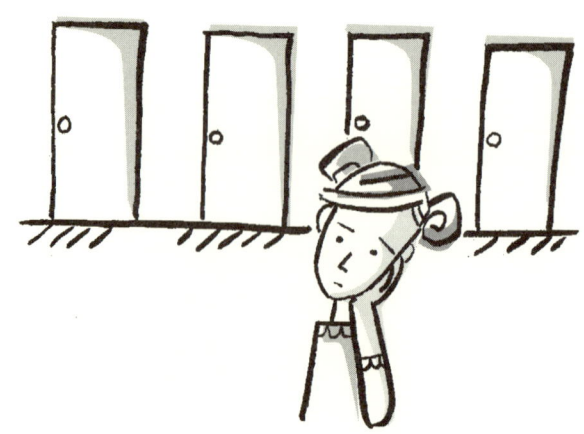

イラスト1-1　解決方法の選択肢

思決定の方法には，よりよいものとそうでないものがあるということが知られている[1) 2)]。よりよい意思決定では，結果に納得できるものになりやすく，後悔が少なくてすむ。多少結果が悪くても，必死に考えた自分に納得がいくことが多い。納得できる，よりよい意思決定は，情報に基づいていることが多い。健康や医療についても同じことがいえる。なぜそうなのか，ではどのように情報を用いることがよいのか。

2）意思決定のために確率が多く用いられる時代

　みなさんは，降水確率が何％なら傘を持って出かけるだろうか。降水確率がテレビなどに出るようになったのは，1980年代からである。それ以前は，雨，くもり，時々雨というような予報だけで判断していた。そのことに慣れている世代にとっては戸惑いがあったものである。

　ある梅雨時の降水確率に関する調査によると（図1-1），降水確率が「50％」になると傘を持って出かける人がもっとも多く，27.0％を占めていて，次いでやや慎重に「40％」になると傘を持って出かける人が20.0％と多い。降水確率50％の予報が出たとき傘を持参する人の割合は「50％」〜「10％」,「常に傘を携帯」の人の合計で66.0％と7割近くに達している。確率を参考にしないで常に持っている人，外出時の雨で判断する人は15％程度である。確率が判断材料に使われていることがわかる。しかし，その判断基準にはややばらつきがあることもわかる。

　ここに，ある時代による変化をみることができる。実は「天気予

図1-1　降水確率と傘に関する調査

あなたは，天気予報で降水確率が何パーセント以上だったら，傘をもって出かけますか

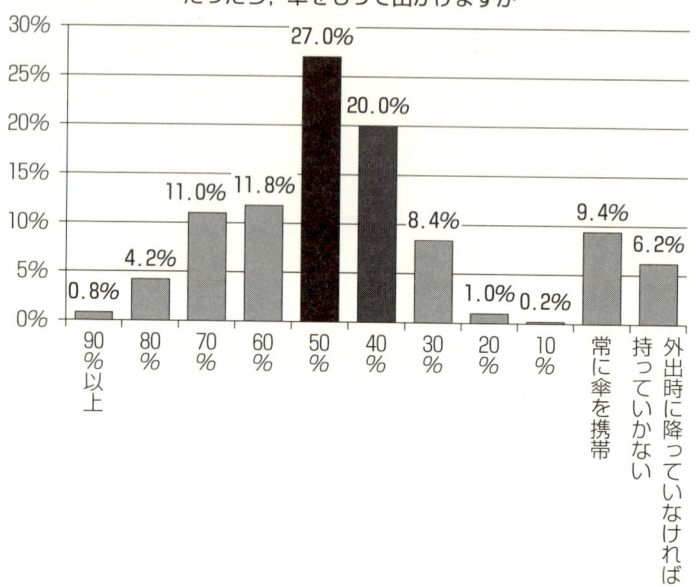

- 90％以上：0.8％
- 80％：4.2％
- 70％：11.0％
- 60％：11.8％
- 50％：27.0％
- 40％：20.0％
- 30％：8.4％
- 20％：1.0％
- 10％：0.2％
- 常に傘を携帯：9.4％
- 外出時に降っていなければ持っていかない：6.2％

Garbagenews.com 2010.6.10.記事
(http://www.garbagenews.net/archives/1425439.html)

報」という名称も一部では使われているが，1990年代からは多くは「気象情報」と呼び変えられてきている。気象のような自然や，その一部である人間に起こることは，不確実である。以前は，専門家だけがその予想をしていて，はずれた場合には批判の的になっていた。それが今，情報としての確率が提供され，受け手が自分で意思決定する時代になってきているといえる。

　降水確率に限らず，世の中は未来の出来事を確率で表現することが増えている。スポーツの世界では，野球での打率をはじめ，得点率，成功率，決定率など，多くの「確率」が使われている。健康や

医療においても，タバコを1日1箱以上吸うと10倍肺がんで死亡しやすい，手術をしたほうがほかの治療法より5年後の生存率が1.5倍高いなどといった確率にかかわる数値が示される。

このような「しやすい」「なりやすい」とは，過去のデータからの予測であって，一人ひとりの将来は不確実なものである。人間は複雑で，自分とまったく同じ人はいないので，100％予測できることはあり得ない。遺伝的には同一の一卵性双生児でも行動は違うので，かかる病気も違ってくる。現代では，死亡原因の半分は不健康な行動によるものである。

タバコを吸っていても元気な高齢者がいるように，個人差はどうしても残る。しかし，一人ひとり違うから一概には言えないというのでは，科学は不要である。そのなかでも，過去の多くの人たちのデータから，良いことや悪いことが起こる確率を見いだすことができる。科学の大きな役割は，将来を予測することである。そして，それが情報として公開されて活用することができるのであれば，意思決定の材料になるわけである。情報がないということは，選んだ結果がどうなるかの予測がまったくできないということに等しい。

3）よくないことが起こる確率としてのリスク

こうした状況は，現代はリスク社会[3]とも言われているように，リスクの存在やその認識が高まった結果，それを把握するための判断材料として「確率」が必要になってきた，と言い換えることもできる。では，この「リスク」とは何であろうか。

リスクについては次の式で表すことができる。

$$\boxed{リスク} = \boxed{損失の発生確率} \times \boxed{損失の大きさ}$$

　原子力発電所の事故による損失の大きさは測り知れない。それでも原発を受け入れているのは事故の発生確率が非常に低く，リスクが小さいと評価されたからである。0に近ければ近いほどリスクは0に近づく。しかし，確率が完全に0でなければ0にはならない。

　保健医療の領域でもリスクの考え方が導入されている。たとえば，がん，心臓病，脳卒中，糖尿病などの病気にかかりやすい生活習慣などをリスクファクター（危険因子）と呼んでいる。それら病気発生のリスクを調べる学問の疫学では，その確率を統計学を用いて研究している。その研究成果によって，リスクとして，血圧，血糖値，コレステロール，尿酸などの検査値や，喫煙，飲酒，肥満，運動不足などの行動で判断することが可能になってきているのである。

　薬学部では，「くすりは（反対から読むと）リスク」という言葉が，入学式や最初の講義でよく話されるという。医療行為は治療のためにリスクを冒すことでもある。だからこそ，それを行うものは専門職として制度化され特別な教育を受けているのである。

　医療分野でも，そこでのリスクは，専門家以外には知らされていなかった。ところが一般市民の知る権利への意識の高まりは，保健医療サービスの消費者にも波及している。その結果，治療やケアの方法として，どのような選択肢が考えられ，どの方法が治る確率が高いのかを知り，自分で意思決定できるという，自己決定が重視されるようになったといえる。

4）エビデンスと価値についての情報

　このような傾向は，EBM (evidence-based medicine) と呼ばれる，エビデンス（科学的根拠）に基づいた医療の考え方にもみることができる。古くは医療者自身が，どの方法を選ぶべきなのかの判断には，習慣や個人的な直感や経験を用いていた。しかし，治療のリスクが低いことや，効果が得られる確率が高いことが，研究データで実証されているかどうかを，判断の材料にしようと考えるようになってきたのである。効果が得られる確率については，リスクとの対比ではベネフィットと呼ぶことができる。リスクとベネフィットを知り意思決定することが志向されていると言い換えることができる。

　またEBMでは，エビデンスだけを意思決定の材料にしようとしているかというとそうではない。エビデンスとなっているデータをみてそれが一人ひとりにとってどのような価値をもつのかを合わせて考えることが提唱されている。同じデータであっても同じ価値をもつとは限らない。プロゴルファーの杉原輝雄は，前立腺がんと診断され，手術すれば完治する可能性が高いと言われても，クラブが振れるまでに3か月かかると聞いて，現役続行のためにホルモン療法を選択した。エビデンスを知ったうえで，自分に合った生活を優先したわけである。人それぞれの価値観があるので，エビデンスだけが判断材料ではないのである。

　エビデンスが，集団に対して一定割合以上の効果があるかどうかの情報であるのに対して，体験談は個人の情報である。このような，個人の「語り」や「物語」を表す「ナラティブ」という言葉が，医療の世界で注目されている。テレビなどのナレーションが「語るこ

と」であるのに対して，ナラティブは「語ったもの」のことである。人は語ることで人生という物語やドラマを描いていくともいえる。体験談は，同じ状況におかれた人にとって，とても信頼できる情報となる。

5）情報を得た意思決定

　治療などのベネフィットとリスクについての情報を患者や家族に提供してから，医療者の提案する治療やケアの方針に合意してもらうことを「インフォームドコンセント」という。これはよく「説明と同意」と訳される場合が多いが，説明しさえすればそれですむというものではないことから，その意味合いを考えて，「十分説明を受けたうえでの同意」「納得診療」などと呼ぶことが提案されている。

　後から，「説明したはずです」「説明しましたよね」というような説明では相手の理解までを確認していなかったということである。授業で教師がこの言葉を使って学生を責めても，説明しただけで理解させていなければ教師の責任である。「インフォームド」は「情報を得た」という意味であり，それを情報として活用できるまでに理解していなくてはならないのである。

　そして，このインフォームドコンセントというのは，医療者中心の見方だという意見もある。なぜなら，医療者の方針を確認することで，専門家の提案を受け入れるかどうかの意思決定が目的だからである。

　これに対して可能な限りの治療やケアの選択肢とそのリスクとベネフィットをすべて説明して，患者が主体的に意思決定する方法も

ある。この場合は，患者が決めるという意味で，インフォームドディシジョン（情報を得た意思決定）またはインフォームドチョイス（情報を得た選択）と呼ばれる。しかし，この区別よりも大事なことは，どちらも「インフォームド」がついていることである。情報が意思決定の材料として使えることが求められているのである。

これらの背景には，消費者主義（コンシューマリズム）がある。消費者が，自らの判断で，安全で良質の製品またはサービスを選ぼうとする思想や運動である。1962年にアメリカ大統領ケネディが消費者の4つの権利宣言を行った。それは，「安全である権利」「知らされる権利」「選択する権利」「意見を反映させる権利」である。健康のリスクとベネフィットについて（「安全である権利」）十分に情報を得て（「知らされる権利」）意思決定をする（「選択する権利」）場合でも同じである。

では「意見を反映させる権利」はどうであろうか。最近では，医療を利用した後であれば，患者満足度調査が行われていたり，患者相談室などがそれに該当するであろう。医療の利用のプロセスにおいてはどうであろうか。患者がどの程度意見を言うかによって決め方は異なってくる。次に，意思決定において，患者と医療者の関係から少し整理しよう。

6) 意思決定の3つのタイプ

保健医療における意思決定では，誰が決めるのかという，その意思決定の主体によっていくつかのパターンに分けることができる。従来は，主として治療方法の選択では，医師が決定することが多く，

これは現在でもある方法である。しかし、すでに述べてきたように、治療についての情報を得ることで患者が意思決定するという方向へシフトしてきている。それでは、医師が決めるか患者が決めるかのどちらかなのかというと、そうではなく、一緒に決めるという方法も考えられるのである。

そうすると、意思決定のタイプは、大きく3つに分けられることになる。医師を中心に決めるパターナリズムモデル（父権主義モデル）、医師と患者が一緒に決めるシェアードディシジョンモデル（協働的意思決定モデル）、患者が自分で決めるインフォームドディシジョンモデル（情報を得た意思決定モデル）である。

これらの3つは、基本的には誰が主体となって決めるのかという視点から分類されている。しかし、それ以外にも、意思決定のために医師から患者に提供される知識や情報の量が異なると考えられる。

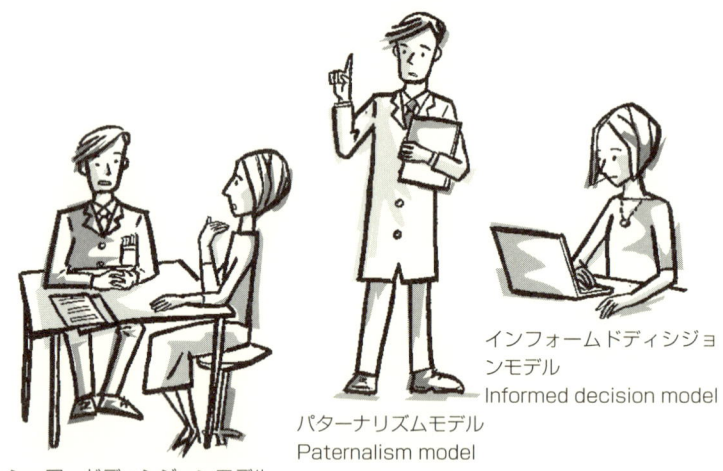

シェアードディシジョンモデル
Shared decision model

パターナリズムモデル
Paternalism model

インフォームドディシジョンモデル
Informed decision model

イラスト1-2　意思決定のタイプ

① パターナリズムモデル

患者に選択肢を選ぶ能力がないという想定で，患者にはその機会を与えず，医師が意思決定する。従来行われてきた専門家主導の父権主義的な方法で，父親が小さな子どものためによかれと思って子どもの意向をあまり聞かずに意思決定することから来ている。医師による意思決定の結果を話すだけで，医師が提供する情報は少なくなる。

② シェアードディシジョンモデル

医師と患者が話し合い，協働して意思決定する方法である。医師は提供する情報を制限せず，患者の意思決定に必要な情報をできる限り提供しようとするものである。

提供する情報は，複数の選択肢と，それぞれのベネフィットとリスクについてである。医師以外からの情報については，自分で収集する必要があるが，それについても医師と共有するほうが一緒に意思決定をしやすい。共にもつ情報を共有し，選択肢を選ぶ理由も共有するパートナーとなるのである。

③ インフォームドディシジョンモデル

患者が自分で主体的に意思決定を行うというものである。医師と患者で一緒に決めるのではなく，患者は医師以外からも積極的に幅広く情報を収集する。したがって，結果的に医師から提供される情報量が多くなるかもしれない。しかし，それ以外の多様な情報が大量にあれば，医師の情報の占める割合は相対的には低いものになる。

さらに，意思決定そのものに，これら3つの方法が考えられるという情報が伝えられているかという問題がある。意思決定の仕方にも選択肢があることを知り，それぞれのベネフィットとリスクをまた考えることができる。そこには，医師への信頼や，意思決定の責任のありかがかかわってくるであろう。

　とても信頼できる医師にめぐりあって，決めてもらうことによって自分は一切責任を感じなくてすむと考えれば，パターナリズムがよいかもしれない。しかし，そこで信頼できる医師とは，自分の生活や価値観に合った選択肢を選ぶためにコミュニケーションをよく取る医師であるともいえる。そうするとシェアードディシジョンがよいが，医師を信頼していても，医師に意思決定の責任を負わせたくない場合もある場合はどうだろうか。また，医師の意見によって大きく影響を受けて，本当の自分の判断ができないかもしれないと考える場合もある。これらの場合は，インフォームドディシジョンがよいともいえる。

　責任のありかについては，もし，結果が望ましくなかったときに，責任を分かち合うと考える場合もあるが，責任は自分でとりたい，医師を責めたくはないと考える場合もあるであろう。

7）意思決定に必要な情報と知識

　それでは，情報とは何であろうか。主に「データ」と「情報」と「知識」の3つの意味で使われている。「データ」とは，記号のことで，言葉や文字などがそれにあたる。たとえば，「血液型がA型の人は1.2倍胃がんになりやすい」という記事を読んだ場合，胃がんが

「1.2倍」というのはデータであるが，それがもつ価値あるいは意味を評価できなければ，単なる数字である。

それに対して，「情報」とは「データ」＋「価値」である。

$$\boxed{情報} = \boxed{データ} + \boxed{価値}$$

1.2倍かもしれないが，それほど大きな値ではないし，これを機に，食塩の摂り過ぎを見直して，検診は必ず受けようという意思決定に使うことができたとすれば，それは情報になる。

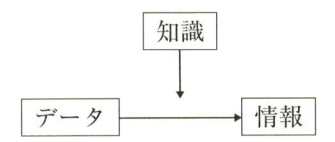

$$\boxed{データ} \xrightarrow{\boxed{知識}} \boxed{情報}$$

そして，このときに必要なものが「知識」である。「データ」を「情報」に変えるものといえる。研究データの見方や胃がんを予防する方法についての知識がなければ，データを正確に評価できない。知識があれば，新たな情報を取り入れてはまた，新たな知識を形づくることができる。専門家は知識を身につけているが，一般の人は，情報がどんどん与えられても，それを整理して知識にしていくことができなければ，よりよい意思決定はできないことがわかる。

2 意思決定における支援の必要性

1）情報が不足している場合

　よりよい意思決定には情報が必要であり，情報として理解できるためには知識が必要である。したがって，医療者にデータを紹介されたとしても，それがもつ意味を情報としてとらえなければならないが，それができない場合は，支援が必要となるということである。データが与えられていればまだよいが，ない場合は選択肢さえもわからない，検討すべき選択肢の数も十分かどうかわからないとなると，データの収集の支援が必要である。

　手術しかありません，もう治療方法はありませんと言われても，本当にほかに選択肢がないのかがわからない。1つの選択肢しかない場合は意思決定ができないのである。そのため，そのようなときに，多くの人はセカンドオピニオンという別の医師の意見を聞いたり，知人や友人を頼ったり，ネットで情報を検索したり，Q＆Aサイトをのぞいたりするのである。そのようにして納得のいく別の選択肢が見つかったりすればいいが，見つからない場合は，納得しないままになってしまう。

2）情報提供と習慣

　健康情報としてのベネフィットとリスクは，リスクがその発生確率と問題の大きさで表せたように，データが確率なので，結局「確

率」と「価値」からなっていることが多い。またこれは，「期待」と「価値」と呼ばれることもあり，心理学では人間が行動する動機の理論である「期待価値」理論として広く知られているものである。

$$\boxed{情報} = \boxed{確率} \times \boxed{価値} = \boxed{期待} \times \boxed{価値}$$

　健康に関する情報を提供して，健康によい行動をとってもらおうという学問に健康教育学がある。そこでは，この「確率」と「価値」を知らせることで，行動変容を促すための多くの研究が行われてきた。「タバコを吸っていると，高い確率で怖い肺がんになって死亡する」「禁煙すれば，健康でいられる確率が高くなる」などと教えるわけである。

　しかし，このようなリスクで脅す方法は，いつも成功するわけではないこともわかってきている。成功するのは，リスクを避けるための行動がすぐにできやすい場合である。予防接種や検査であれば，予約を取ってもらったら，後は行くだけになる。うまくいかないのは，たとえば，喫煙のように，すでに「習慣」となっているものである。いくら脅されたとしても，習慣を変えることは難しいのである。変えようと意思決定しても，成功しなければ，問題解決のための選択肢が選ばれたことにならないのである。

　なぜ難しいのか。それは，習慣が「意思決定を必要としない行動」と定義できることから説明できる。行動のきっかけさえあれば，自動的に行われるものである。食事が終われば無意識のうちにタバコに火をつける。朝，起きたら顔を洗う。そのときはいわば機械のように動いている。していることのベネフィットやリスクについての情報は用いられない。

したがって，習慣化していることに問題があることを発見したときは，まず，習慣を変えるかどうかについて，意思決定しなくてはならない。その後，習慣を変えるには，無意識に行われるだけに自分では気がつかないことも多いため，最初は周囲の誰かの指摘や注意などによって，意識化するという作業が必要となる。そして，意識しなくてもできるようになったときこそが，新しい習慣が身についたときである。

　最初に述べたように，習慣を変えるということは生活を変えるということであり，何らかのストレスが伴うものである。そのため，ストレスを軽減してくれるような励ましや気晴らしなどの支援もおのずと必要になる。

　また，そもそも習慣そのものに問題がないか，別の選択肢がないかを常日頃から誰かに指摘してもらうことも重要である。環境のまったく異なる人と話をしたり，新しい情報を求めることは，問題の発見に役立つ。一方，発想の範囲の限界という問題がある。高齢者や患者や障害者などは，長く制限のある生活と付き合っていると，それに慣れ過ぎて新しいことへのチャレンジを忘れていることがある。スポーツや趣味などのやりたいことをあきらめてしまうと，それが習慣になってしまうのである。

　そこで，別の新しい選択肢が見つかれば，ベネフィットとリスクを考慮して意思決定することができる。常に情報を提供してくれたり，いわばモニタリングしてくれたり，アドバイスをもらえる支援者がいることが望ましいことがわかる。

3）情報の見方

　また，情報が得られたからといって，それがデータを正しく評価できているかという問題が残る。そのときの情報提供のされ方で選ばれる結果が違うことが知られている。たとえば，フレーミング効果といって，同じデータでも数字の表し方の違いで，心理的な印象が違って，別のものを選んでしまうことが知られている。

　例をあげると，病気になって手術をするかどうかの意思決定をするときに，医師が，「手術による生存率は90％」と言う場合と，「死亡率は10％」と言う場合では，意思決定の結果が違ってくるというものである。前者のようなポジティブな表現のほうが手術を受けようと思いやすいということが実験でも明らかにされている。それは，医師や医学生を対象とした研究でもそうなのであるから，その影響は大きいと考えられる。いずれもまったく同じデータなのだが表現が違うことで情報としての用いられ方が異なるのである。

　このような場合，肯定的な表現と否定的な表現をバランスよく考えるためには，1人ですぐに決めるよりは，多くの目を通して，それが同じことであることを指摘してもらうチャンスがあったほうがよいことがわかる。

4）意思決定が難しい場合の倫理的判断

　意思決定が行われる場合には，患者本人や当事者が意思決定を行えず，医療者にも決めることができない状況もある。それは本人が自己決定を行えない状況，たとえばまだ子どもで，親など周囲の人

による代理の意思決定が行われる場合などである。多くの人が考えて本人によいと思われる判断のために，社会的な道徳に基づいて意思決定が行われることが望まれる。

　そのときも，その決定が道徳性に沿ったものであるかの判断を代理人が1人で決めるということは困難を伴う。自分が決めてよいのかという意思決定にも直面する。医療における重要な倫理的決定の多くは，人間の出生や終末期にかかわるものである。生き延びる可能性が低い患者の延命を試みるかどうか，他者である周囲の人々は，どうすることが本人の望みにかなうのかということを含めた倫理的な決定を行う必要がある。そのとき，周囲の人々で助け合うことはもちろん，倫理的な問題の支援が求められる場面である。

3 よりよい意思決定とは

1) よりよい意思決定をするための方法

　よりよい意思決定とはどのようなものであろうか。まず，次の7つにまとめられる。

〈よりよい意思決定のための7つの方法〉

① 意思決定が必要な問題を明確にする
② 可能性のあるすべての選択肢のリストづくり
③ 選択肢を選ぶ基準を決める

④ 選択肢を選んだ結果を想像する
⑤ 情報提供方法による心理的効果を理解する
⑥ 意思決定の支援を得る
⑦ 意思決定における葛藤やジレンマを解決する

以下，順番に説明していこう。

① 意思決定が必要な問題を明確にする

まず，そもそもの出発点となる問題を明確にすることである。意思決定とは問題を解決するための行動であるため，問題がよくわからなければ解決方法を見つけることも難しい。

例をあげてみよう。高校のときに進路を決めるときはどうだったであろう。志望校を決めるのは簡単ではなかったのではないだろうか。そうなると，それは自分だけで決めることなのか，周囲の人にも影響することなのかの確認が必要になる。また，それは，いつまでに決める必要があるのか，どのくらい大事なことなのかもである。先生や親と相談して早めに決めて，それに合わせた受験勉強をしたほうがよいかもしれないし，自分のペースで自由に進めたほうがよいかもしれない。

② 可能性のあるすべての選択肢のリストづくり

次に，可能性のある選択肢についてすべてあげてみる。どれを選ぶかは考えずに，すべての選択肢をあげてみることが大切である。可能性が0と早合点して思いついた選択肢を消してしまわない。後で事情が変わったときに，選択肢として復活できなくなってしまう

からである。

　志望校の場合，選択肢が十分であるか確認するには，大学，短大，専門学校などのリストを探すとよいだろう。地域も最初は留学も含めたほうがよいし，専門領域も保健医療に関心があるとすれば，医歯薬，看護，リハビリ，検査，福祉，心理など幅広い選択肢がある。

③　選択肢を選ぶ基準を決める

　できたリストにある選択肢を評価するために，それぞれのベネフィットとリスク，あるいはメリットとデメリットをあげる。地域であれば近いほうがいいが，親元を離れて一人暮らしをしてみたい，東京に行ってみたいなどもある。私立は学費が高いし，一人暮らしはお金がかかるなど経済的な問題もある。できれば専門学校ではなく大学に行きたいが学力が足りていなければ入試をクリアできない。バイトで生活費を稼ごうと思っても，看護系の学校は授業が詰まっていて行けないなどのリスクがある。すなわち基準として次のものがあげられるということである。

・東京へ行きたい

・一人暮らしをしたい

・学費・生活費が高くない

・大学に行きたい

・学力に合っている

・アルバイトができる

　そして，それぞれの選択肢がこれらの基準をどれだけ満たしているかを検討する。何一つ満たしていない選択肢があれば，それはその時点で削除できる。

④ 選択肢を選んだ結果を想像する

　次に，実際に選択肢を選んだときの結果を想像して，それが思ったとおりの結果になりそうかどうかを考える。東京の看護系大学，地元の国公立の看護系大学，東京や地元の看護専門学校，看護系以外は福祉系を選択肢にあげるとして，入学できそうか，うまくやっていけそうかを想像するのである。

　こうした選択肢を選んだときの結果に対する主観的な価値や望ましさのことを，意思決定についての研究では，「効用」と呼ぶ。「地元である」などのベネフィットは効用と呼べる。さらに，地元の国公立大学を選んだとしても，合格できるかどうかという問題が生じる。期待どおりの結果が起こる確率である。効用に加えて，その確率を考えたものを「期待効用」と呼ぶ。これは，「期待価値」と同じもので，価値と確率のかけ算で表されるものである。

　「東京の看護系大学」の「学費・生活費が高くない」の効用は期待できないとすれば，期待効用は低くなる。これに対して，「地元の看護専門学校」の期待効用は高い。しかし，「大学に行きたい」の期待効用では低い。このように，それぞれの選択肢について評価基準の期待効用を考えて，それらを総合した大きさで判断するという方法がもっとも合理的と考えられる。意思決定の研究では，人々はもっとも大きな期待効用のある選択肢を選ぶといわれていて，これを期待効用理論という。この例では，経済的な問題と学力の期待効用が東京の看護系大学で大きくできるかどうかが大きな鍵となっている。

表1-1　2つの学校の期待効用についての一覧

	東京の看護系大学	地元の看護専門学校
・東京へ行きたい	○	×
・一人暮らしをしたい	○	×
・学費・生活費が高くない	×	○
・大学に行きたい	○	×
・学力に合っている	×	○
・アルバイトができる	×	×

⑤　情報提供方法による心理的効果を理解する

　期待効用理論からは，望ましいものが確実に起こると思われるものが選ばれやすいことがわかる。しかし，すでにあげたフレーミング効果のような問題への配慮が必要である。まったく同じことがらでも，肯定的な表現と否定的な表現ができることも1つである。「衝動買い」という，そのときの気分で決めて後で後悔する買い物の仕方は，肯定的な要素が強く影響している。何々だけ食べてやせるというのは，簡単のようにみえるが，裏を返せばそれしか食べられないということである。限定商品とあったとしても，それほど人気があるものであれば，いくらでも売れるのであるから大量生産するはずである。

　また，マスメディアで毎日多く取り上げられた話題は，ほかの話題よりも重要な問題であると思いがちである。これは議題設定効果といわれていて，たとえば，医師不足が連日取り上げられれば，看護師不足が陰に隠れてしまうといった現象である。

　このほかにも，リスクの数値表現による受け止め方の違いが知られている。たとえば，ある新しい薬の副作用が，従来のものの2倍

起こりやすいというデータを聞いてどう思うであろうか。危険のように思うが，これが10万人に1人が10万人に2人の確率になったとしたらどうであろうか。しかも新しい薬は従来のものより効果が1.5倍高いとすればリスクは小さく感じられるだろう。

　それでも，多くの人はどうしても感情の影響を受けている。そもそも問題を受け入れられず，決めなくてはいけないとは思えないこともある。また，合理的には選択肢が決定できても，感情的に受け入れられない場合もある。不安だったり落ち込んでいたりイライラしていたりすれば，冷静に意思決定はできない。かといってあまりに楽観的でも，同様であろう。自分の感情がどのような状態にあるか，そういう自分を見つめ直したり，コントロールするのも，自分だけでは難しいこともあるのである。

⑥　意思決定の支援を得る

　こうして，よりよい意思決定のためには，専門的な知識や自分の感情やこころの状態を知るために，何らかの支援が必要になることが多い。そのため，意思決定の支援をする専門家がいてもおかしくない。医療者は本来その役割を担うべきものである。しかし，シェアードディシジョンメイキングをするには医療者にも知識や技術が必要である。意思決定の難しい遺伝に関する分野などで実際に活動している人たちもいる（第5章参照）。また，作業療法の領域でも，iPadを用いて視覚から新しい生活の選択肢を示して，意思決定支援を行っている活動もある（第6章参照）。しかし，まだ保健医療においては，その専門的な役割が十分確立しているとは言い難いのが現状である。

それでも，最近では医療コーディネーター，医療決断サポーターなどといった意思決定支援を専門的な役割としようという人たちが登場してきている（第2章，第7章参照）。それぞれはまだ小規模で，主に看護職を中心として養成講座を独自に立ち上げて資格認定などを行っているものである。

　また，欧米でよく知られているものに，オタワ意思決定支援ガイド（Ottawa Personal Decision Guide）がある（第3章，第5章参照）。自分で選択肢のベネフィットとリスクを整理するための意思決定の支援ツールとして開発されたものである。日本語版もつくられていて，次のようなものである（表1-2）。

　また，選択肢を評価基準で得点化して，最適な選択肢を選ぶためのさまざまな計算方法が考えられている。代表的なものにはAHP

表1-2　意思決定支援ガイド日本語版の一部

選択肢	選んだ理由 （長所）	どのくらい 大事か	避けた理由（短所）	どのくらい 大事か
選択肢1		＊＊＊＊＊ ＊＊＊＊＊ ＊＊＊＊＊ ＊＊＊＊＊		＊＊＊＊＊ ＊＊＊＊＊ ＊＊＊＊＊ ＊＊＊＊＊
選択肢2		＊＊＊＊＊ ＊＊＊＊＊ ＊＊＊＊＊ ＊＊＊＊＊		＊＊＊＊＊ ＊＊＊＊＊ ＊＊＊＊＊ ＊＊＊＊＊
選択肢3		＊＊＊＊＊ ＊＊＊＊＊ ＊＊＊＊＊ ＊＊＊＊＊		＊＊＊＊＊ ＊＊＊＊＊ ＊＊＊＊＊ ＊＊＊＊＊

130ページ参照

（analytic hierarchy process；階層化意思決定法）がある。これを用いてパソコンで計算する方法を書いた書籍や計算ソフトもある。

⑦ 意思決定における葛藤やジレンマを解決する

それでも，対立して同時には満たしにくい評価基準によって，葛藤やジレンマが生じる場合がある。保健医療は不確実でリスクを伴うので，それをなくすことは困難であるが，葛藤やジレンマの発生する理由を知れば，それを解決することで意思決定がうまくいく場合もある。葛藤やジレンマが生じてしまう理由として，オコナーらの研究[4]を参考に整理してみると，次のような7つがあると考えられる。

---

① 選択肢についての知識・情報の不足
② ある選択肢に過大・過小な期待をかけている
③ 価値観がはっきりしない
④ 周囲の人の価値や意見がよくわからない
⑤ ある1つの選択肢に対する周囲のプレッシャーがある
⑥ 自分の選択を聞いてくれたり認めてくれる人がいない
⑦ これらの障害を乗り越えるスキルや支援がない

これらをみて，自分1人で解決できることがどれほどあるだろうか。しかも意思決定の時間が迫られているとしたら，情報の収集や評価のスキルがない場合は，支援が必要である。また支援が必要であることを教えてくれる人も支援者には重要であることもわかる。

③のように，自分の価値観がはっきりしない場合は，評価基準が定まらず，ベネフィットもリスクも明確にならない。すでに経験の

あることであればよいが，多くの病気やけが，障害などは，初めての経験であることが多い。いくら自問自答しても難しいため，誰かに相談することや，他の人はどうしているのかを知る必要がある。自分の家族や友人，周囲の人や同じ経験者がどのような経験をもち，それについてどのような意味づけを行っているのかが参考になる。

　④～⑥についても，周囲とのコミュニケーションやその支援が必要なことがわかる。難しい意思決定ほどサポートは重要であり，それが得られないと，意思決定そのものを拒否したくなる可能性が強くなるであろう。なかなか周囲に支援者が得られない場合は，意思決定を支援できる専門的な知識や技術をもった専門家の養成が期待されるところである。

4　健康を決める力
　—ヘルスリテラシーとヘルスコミュニケーション

1）ヘルスリテラシーとヘルスコミュニケーション

　よりよい意思決定のために情報を理解し，評価するためには知識や技術がないと難しいことが理解できた。そのようなデータを評価して情報として理解し，活用する力が求められる。このような知識やスキルは，情報という点から情報リテラシーと呼ばれることが多い。それが，最近では，特に健康の情報に関しての能力を指す場合は，ヘルスリテラシーと呼ぶようになってきている。

この能力は，WHO（世界保健機関）をはじめとした世界的な健康政策となっているヘルスプロモーションで重要な位置を占めるものである。ヘルスプロモーションとは，WHOによると「人々が自らの健康とその決定要因をコントロールし，改善することができるようにするプロセス」と定義されている。自分の健康を自分の意思決定によって決めようというものである。

そこでの保健医療の専門家の役割としては，対象がどの程度のヘルスリテラシーを身につけているかを把握することが求められる。なぜなら，それに合わせた，わかりやすいコミュニケーションをとる必要があるからである。そして，さらにその能力の向上を支援することが目的になる。それによってよりよい意思決定ができるようにするためである。

また，そのとき伝える情報は，より対象一人ひとりに合ったもので，テーラーメードな個別的なものが求められてきている。特に，より個人に合ったエビデンスもさることながら，一人ひとりの価値に合ったナラティブ（体験談）についての情報も貴重である。

このような専門家と対象者の間の健康に関するコミュニケーションを，ヘルスコミュニケーションと呼ぶ。ヘルスコミュニケーションの目標は，コミュニケーションを戦略的にうまく活用して健康を改善することである。より多くの人に対して適切に正確な情報を提供し，それに基づいた意思決定をしてもらうことである。

ヘルスコミュニケーションでは，情報のニーズやタイミングの問題も大切である。情報が必要なときに，必要なものを提供できているかである。現在の状況における問題に気がつくためにも，それが自分の問題であり，自分に向けられた情報としてピンと来なければ，

目にも耳にも入ってこない。禁煙のポスターも，中年の男性をモデルにしたものばかりだと，若者や女性は自分の問題と気づく確率は低くなる。情報の提供側も，対象が望んでいる情報を手に入れやすいような方法を選ぶことが必要になる。

そのため，現在では，そこにマーケティングの理論が活用されることが多くなってきている。ソーシャル・マーケティングと呼ばれるもので，対象の属性や生活状況や環境などに合わせて，それらのターゲットを絞り込んで，必要な情報を手に入れやすくする方法である。特にアメリカで進んでいるもので，アメリカ疾病予防管理センター（CDC）にはヘルスマーケティングという部門も登場している。

そして，そのようなコミュニケーションは，情報を理解して活用できる力も育み，ヘルスリテラシーを向上させることができる。言い換えると，専門家はヘルスコミュニケーションに磨きをかけることで，対象者のヘルスリテラシーを向上させるということである。

2）ヘルスリテラシーの4つの側面

ヘルスリテラシーは，次の4つのリテラシーから構成されると考えられている。

① 基本的リテラシー

読み書き，話すこと，計算能力であり，情報を得るための基礎となる能力。健康関連の用語は専門用語や特殊な表現が含まれることから，高学歴であればそれが保証されているとは限らない。

② 科学的リテラシー

　科学の基本的知識，技術の理解の能力，科学の不確実性への理解であり，からだや病気についての知識や，確率やリスクについての知識を活用できる能力。科学に関する知識やスキルだけでなく，科学への探求心や楽しさが求められるであろう。

③ 市民リテラシー

　市民が公的な問題を意識し，意思決定過程に参加する能力であり，新聞やテレビなどのマスメディアの情報を理解・活用できる力（メディアリテラシー），政治や政策決定のしくみの理解などで，個人や集団の健康が健康政策や保健医療制度，社会のしくみと深く関連しているという知識など。

④ 文化的リテラシー

　健康情報を解釈しそれに基づいて行動するために，文化，つまり集団の信念，習慣，世界観，ある集団に自分が属しているという感覚（社会的アイデンティティ）を認識し，活用する能力。生まれ育った家庭や地域によって，健康に対する信念や習慣にも違いがあることへの理解など。

　これらの4つのリテラシーがあることで，健康や医療についての情報が，自分や自分を取り巻く家族，職場，地域，学校，社会などにとってどのように位置づくかを解釈し，意思決定につなげられると考えられる。

3）ヘルスリテラシーと健康の関連

　ヘルスリテラシーが不足していたり，高かったりすると，実際にそれが健康と関連しているという研究もアメリカを中心としてみられるようになってきている。

　たとえば，次のような研究結果である。

・ヘルスリテラシーが低い人は，疾患管理や健康的な行動の知識が少なく，健康状態が低く，予防的な保健医療サービスの利用が少ない。

・ヘルスリテラシーが低い人は病気や治療に関する情報源が限定され，保健医療における意思決定への参加希望が低く，家族や友人，および保健医療専門家に意思決定を依存しがちである。

・ヘルスリテラシーの低い人は，規則正しい服薬を遵守しない傾向がある。

・ヘルスリテラシーが高い人は，健康的な行動習慣を確立している。

・ヘルスリテラシーが高い人は，仕事のストレスの対処において，積極的に問題解決をしたり他者からのサポートを求める。

　このように，ヘルスリテラシーは，「健康を決める力」と呼ぶことができそうである（ヘルスリテラシーの詳細については，筆者のサイト「健康を決める力」（図1-2，http://www.healthliteracy.jp/）を参照されたい）。そのような支援がすぐに得られるようにするには，ネットワーク，つながりをもつことで，誰かヘルスリテラシーの高い人と結びついていればよいのである。

　アメリカの医療社会学者クリスタキスは，肥満などの健康ライフスタイルをはじめ幸福感までもが，そのようなつながりを通して伝

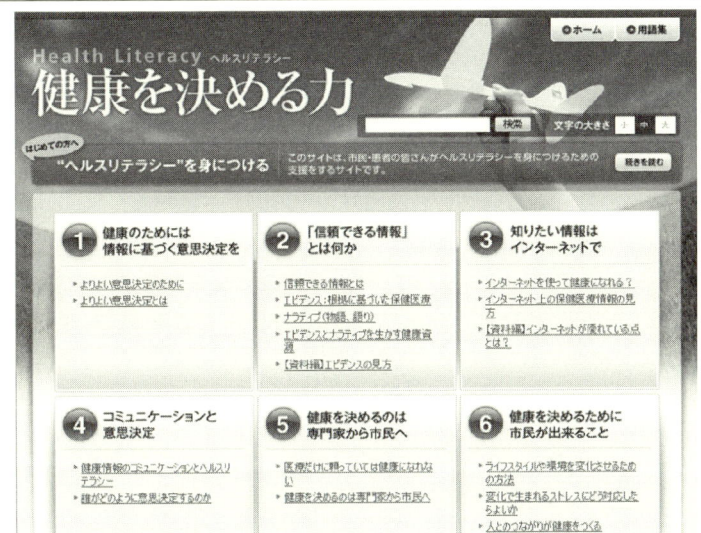

図1-2 「健康を決める力 http://www.healthliteracy.jp/」

わることを示した。ヘルスリテラシーもまた、ネットワークを通したヘルスコミュニケーションによって伝わるに違いない。健康をめぐるよりよい意思決定の支援のネットワークを広げることが求められているといえよう。

(中山和弘)

引用文献

1）印南一路：すぐれた意思決定―判断と選択の心理学，中央公論社，1997．
2）広田すみれ・増田真也・坂上貴之編著：心理学が描くリスクの世界―行動的意思決定入門〔改訂版〕，慶應義塾大学出版会，2006．
3）Beck, U.著，東廉・伊藤美登里訳：危険社会―新しい近代への道，法政大学出版局，1998．
4）O'Connor, A.M., Jacobsen, M.J.：[http://decisionalaid.ohri.ca] Decisional conflict：Supporting people experiencing uncertainty about options affecting their health, 2007.

第2章 医療コーディネーターによる意思決定支援

1 意思決定支援の流れ

　医療コーディネーターは，患者の本音の悩みに対して，解決策を共に考え，実行を支援する者*である。中立的な立場を保ち，時間や病院の都合などの制約がない。そして，病院が治療を主眼としているのに対し，医療コーディネーターは患者の納得を支える存在である（第7章7項参照）。

　2002年に設立したNPO法人楽患ねっとにおいてボランティアで医療相談を行っていたが，「先生の説明の場に同席して話を進めたほうが前進しそうだ」というケースがいくつかあった。それには時間も責任も増す，いっそプロとして対応しようということで個人事業を経て2007年に楽患ナース株式会社として有料の医療相談を始めた。

　医療コーディネーターへの相談の依頼は電話から始まる。まず相談内容を簡単にうかがい，役に立てるかを判断する。そのうえで日程調整をして相談を受けることになる。相談日までに事前準備として，病気に関する最新情報の確認，患者との想定問答を行う。

　相談場所はたいてい，患者の自宅である。リラックスして本音で

話せる，家族や大事な人などが参加しやすい，移動の負担がないなど何かと好都合である．

相談時間は平均1時間半程度で，約7割は1度の相談で患者自身が納得のいく次の打ち手を見つけることができる．患者本人が自分でできそうだというところまでかかわり，手取り足取り支援するものではない．自立の延長に，納得があるというスタンスである．

実際の相談であるが，下記の3つのステップで患者の意思決定を支援している．

① 現状把握

　最初のステップである．診断内容，病歴・通院歴，医師・家族との関係，不安や悩み・気になることを聴く．この際に重要なのは先入観をもたず，ありのままを聴くことだ．相談前には患者との想定問答（患者はこんなことを悩んでいるのではないか，それに対してはこう答えようといった対話）を準備するのだが，これに引っ張られないようにする．さもないと，想定問答の確認作業となってしまい，あてが外れると，患者から真の課題を内包した本音を聞くことができなくなってしまう．だいたい1時間くらいかけ，ゆっくりオープンに会話しながら現状を把握していく．

② 課題抽出

　患者の発言，間合い，表情など数多くの情報のなかから，一番の課題と思われるものを探し当て，さらに深堀りして確認していく．実は，これができるかどうかはセンスによるところが大きいと思っている．できない人は何度やってもできないのだ（センスを磨くヒントは「コラム：ロールプレイでスキルアップ」を参照）．

③ 打ち手の提案

第2章 医療コーディネーターによる意思決定支援

課題解決に向けた代表的な打ち手（選択肢）を紹介する。

相談により明らかになった課題を，もう1度主治医に確認してみるというものだ。過去の経緯を振り返ると，どこかでボタンのかけ違いがあるもので，それは突然の病気の宣告に心ここにあらずということかもしれないし，医療や病院に対する過大な期待が原因かもしれない。

病院の事情，主治医発言の想定される真意（看護師であればだいたい検討はつくもの）などを説明すると，「そうかもしれない。それではもう1度先生に聞いてみよう」となる。「うまく主治医と話せない」というケースは，説明の場に同席してコミュニケーションの手助けをすることもある。

それでも，「今の病院はもう信頼できない」という場合はセカンドオピニオン先や転院先を探すことになる。

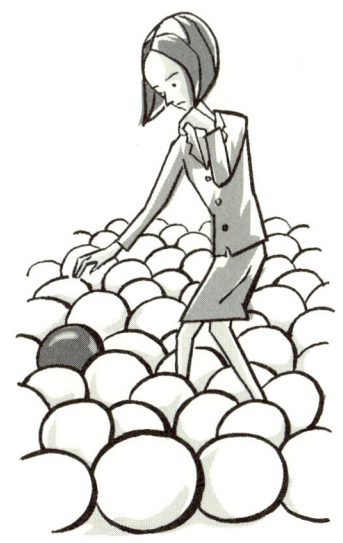

患者が抱える数多くの不安や悩みから真の課題を見つける

上記は代表的な打ち手である。ほかには告知の必要性だったり，家族との本音のコミュニケーションだったり，患者会での当事者交流などがある。

相談全体を通じて大切なことがある。冷静に現実を頭で考えて行

表2-1　医療コーディネーターの行動指針（NPO法人楽患ねっと作成）

1. コミュニケーションの前提は信頼関係です。患者さんとの間に交わされた相談内容は個人を特定する形で口外しません。
2. 答えは当事者である患者さんとの関係性から作られます。
3. 治す，治されるの関係では患者さんは本音を語りません。白衣を脱いで，患者会など本音が聞ける場に積極的に参加しましょう。
4. 目指すのは患者さんの"納得"です。"治す"支援は医師の仕事です。
5. 従来医療の先入観を捨て，まずはあるべき姿に立ち返り，その上で何ができるかを考えましょう。
6. あなたは看護師です。医師，コメディカル，福祉との連携は得意領域です。コミュニケーションの場への同席，各機関への問い合わせなどできることはたくさんあります。
7. 立場は医師と患者さん，家族と患者さんの間で中立，視点は患者さんです。
8. 患者さんの物語に耳を傾けましょう。それはOnly One Storyです。型にはめることはせず，そのまま受け止めて下さい。
9. 情報は断片的です。それをつなぎ合わせ形作ることによって初めて患者さん自身のおかれている状況，その人らしさが見えてきます。
10. 安易な言葉かけや，過大な希望をもたせることがないようにします。言葉，行動には責任があります。
11. 主張を押し付けたり，特定のものをすすめたりはしません。中立性を守ります。
12. 広く情報を得る努力をし，そしてそれを伝え，役立てましょう。

動を決定するのではなく，患者自身の内面にある不安や悩み，怒りなど気持ち（本音）に向き合うことだ。

　正しいと思う選択をしても，その選択に気持ちが追いついていかなければ立ち止まるときがやってくる。自身の選択に気持ちも納得できるかということを考えることは，とても大切なプロセスである。時に気持ちの納得には時間がかかることもある。患者が自身の思いを表出し，頭も気持ちも納得して医療を選択できるよう支援する。

　上記の意思決定支援プロセスを行うにあたり，拠りどころとなる行動指針を表2-1に紹介する。

2 患者が意思決定に悩むこと

　医療コーディネーターとして病院職員という立場を離れて患者と接することで，見えてきたものがたくさんある。病院では言えないけれどこんなことに悩んだ，あんなことが不安だという訴えは数多く，多数の「患者の本音」に触れることができた。

　医療コーディネーター開業以降延べ1000件以上の相談経験をもとに，患者の悩みで特に多いものをあげると，下記の3つである。

〈患者が意思決定に悩むトップ3〉

①	もっといい治療はないか
②	私が受けたい治療に家族が反対している
③	医師に，どの治療法がよいかと聞かれたが，決められない

これら3つの悩みは、1つひとつが独立しているのではなく、お互いの悩みが絡まり合って存在する。また、「自分はこれに悩んでいる」と患者自身が明確に意識している場合は実際には少ないものだ。医療コーディネーターが患者の悩みや不満、不安に耳を傾け、受診や療養の経緯を丁寧に聞き取っていくなかで、初めて「悩み」が明確化され、浮かび上がってくる。

　「悩み」が明確になるまでに1時間程度の聞き取りで十分な方もいれば、何度も面接を繰り返す人もいる。また、悩みがわかっても、それを受け入れるまでに時間がかかる人もいれば、何に悩んでいたのかがわかっただけですっきりと解決してしまう人もいる。

　引き続き、この3つの悩みそれぞれに対して、事例とそこから得られた示唆を紹介する。

事例 1　もっといい治療はないか

　Aさんは50代の女性だ。小柄で、細身、足元はふらふらしているので、後ろ姿はまるで子どものように見える。夏の暑い最中に、マスク、帽子、ショールをまとい、長袖、長ズボンを履いていた。彼女は、1年前に夫を不慮の事故で亡くしたばかりだ。まだ学費のかかる子どもが2人いたが、夫の死後にかなりの額の保険金が入ったため、女手ひとつの子育てではあっても経済的な余裕はあった。

　Aさんが真夏に洋服を大量に着込み、ふらふらしていた理由は、抗がん剤治療の副作用のためであった。Aさんのがんは、夫が亡くなった直後に見つかった。見つかったときには、すでにがんはかなり大きくなっており、医師からは手術をする前に抗がん剤で小さく

することを勧められた。Ａさんは子どもたちのために自分までが死んではいけないと，抗がん剤治療はもちろん，がんによいと言われる治療はありとあらゆるものを試していた。

　１回目の抗がん剤治療が無事終了し，２回目の抗がん剤が投与された後から，激しい副作用が出始めた。副作用は，Ａさんにとって徐々に耐え難い苦痛となっていった。そして抗がん剤の投与が終わっても，日を追うごとに副作用はひどくなっていった。１週間後，とうとう動悸と息切れのために階段を昇ることもできず，長く座っていることも苦痛となってしまった。

　ただ，抗がん剤治療の効果は目覚ましく，がんは当初の半分以下の大きさまで縮んだと主治医は喜んでくれた。そして「この分なら，もう１度抗がん剤治療をすれば，手術もできるし，がんを全部取り除くこともできるでしょう」と言った。

自分の意見を聞き入れてもらえず，無断で退院してしまう

　しかしＡさんは，もう１度抗がん剤治療をする気持ちにはどうしてもなれなかった。そのことを主治医に告げ，「すぐに手術をして欲しい」と訴えたが，主治医はどうしても首を縦には振ってくれなかった。「これ以上抗がん剤治療を続けたら自分は死んでしまう」。何度主治医にそのことを訴えても聞き入れてもらえず，「血液検査などのデータは問題ないのだから，もう１度抗がん剤治療をしないと手術はしません」という返事の一点張りだった。失望したＡさんはとうとう治療を拒否して，病院を無断で退院してしまった。

　それから１年。Ａさんは，西洋医療以外の方法でがんと向き合うことになる。しかし，やはりどこかで不安を拭いきれない。子ども

たちのために，どうにか西洋医療を受ける道を探したい。そう思ったAさんは，医療コーディネーターに相談をすることに決めた。

Aさんは，このときすでに新しい治療の可能性を念頭においていた。長い期間入院が必要となる抗がん剤治療や手術は受けたくはない，子どもとの時間を大切にしたいので通院治療ができる放射線治療を受けたいと思っていたのだ。医療コーディネーターとの初回面接のとき，肩で荒く息をしながら，「私は素人だから，自分の判断が正しいのか自信がもてない。治療を決めるために一緒に考えてくれませんか？」と言った。

Aさんとの面談は，放射線治療を勧めている病院の外来の待ち時間だった。悪寒や倦怠感，動悸などが治療後1年間以上たった今も続いていて，「抗がん剤の副作用は本当に恐ろしい。私の体はおかしくなってしまった」と言う。つらそうに待合室で小さくなって座り，「体重もこの1年間で10kg以上減った」と主張する。医療者の目から見れば，抗がん剤の副作用が点滴後1年以上継続することは考えにくい。しかし，私はあえてそのことには触れずに，Aさんの今の希望について聞いた。

気持ちを支持する一方で，選択肢のリスクを伝える

Aさんは，父親が死んで精神的なショックからやっと立ち直った子どもたちのそばに"今"いたいのだということ。入院して長期間子どもたちと離れることで，再度子どもたちが精神的に不安定になるかもしれない，それだけは避けたいとの思いだった。相談を受けた医療コーディネーターは，これまでのつらさ，今の体調のつらさに寄り添った。子どもたちを第1に考える母であるAさんの気持ち

を支持した。

　しかし一方で，抗がん剤治療と手術以外の治療法を選択するということは，治癒の可能性が下がること，最悪の場合は命を落とす可能性があること，そのことにより，一時的には子どもたちと共に過ごす時間がもてても，長期的には子どもと共に生きることをあきらめることにもなり得ると伝えた。

　Aさんは，「抗がん剤治療をしなかったらどうなるのかっていうことを考えないようにしていたと思う」と，標準治療をやめることのデメリットから目を背けていたことを認めた。まずは放射線治療のデメリットをきちんと聞くことが次の治療を決めるうえでは一番大切であると2人で確認した。

　ほどなく外来の医師に呼ばれ，放射線治療について医師と話し合った。さらに数日後にはこれまで避けてきた抗がん剤治療をしていた病院の主治医のところで，標準治療と放射線治療それぞれのメリット，デメリットを再度確認した。どちらの医師にも，「放射線治療よりも標準治療のほうがメリットは大きく，放射線治療は勧められない」と説明を受けたAさんだったが，彼女の出した結論は放射線治療を受けるというものだった。

放射線治療を受ける本当の理由に気づく

　何回かの面談の後，彼女はこんな話をし始めた。

　「抗がん剤治療をした主治医は，抗がん剤がよく効いてがんが小さくなったと喜んでいたけれど，本当は違うと思うの。実は抗がん剤治療をしていたとき，ある代替医療をしていたの。そのお薬を飲んだ時期と，がんが小さくなった時期が一致しているのよ。だから私

はそのお薬ががんを小さくしてくれたって信じているの。だから私は今，入院して手術や抗がん剤治療をするよりも，うちでできる代替医療をしながら，入院しないでできる西洋医療も受けていけば安心できるんじゃないかと思っているの」。

患者の本音を聞くには多様性を理解することがあってこそ

　Aさんが「治らない可能性が高い」と複数の医師から言われた放射線治療を受ける理由が，このとき初めてわかった。しかし，この打ち明け話を聞いて，あなたはどう感じただろうか？　命を失くしては元も子もない，治癒の可能性が低い治療を提供することは倫理観としてできない，という気持ちをもつ人も多いと思う。その思いは医療者であればあたりまえであろう。

　一方，その人のおかれている立場によっては，治療の選択の幅を狭めている可能性もある。もしもAさんに子どもがいなければ，夫が元気であれば，自分自身のことだけを考えて治療に専念するという選択をしたかもしれない。自分のことは二の次にして，家族のために我慢するという人もいる。そうした家族への遠慮から治療の選択肢を狭めている人には，医療者が医療的に今何が最優先事項なのかを伝え，それを受けて患者がどう考えるか，その本音を引き出すかかわりは医療者の重要な責務といえる。

　人間は100人いれば100通りの考え方があるのだと思う。治療して，病気が治ることが一番の望みという人もいれば，それ以外のことに価値観をおく人もいる。Aさんの希望は，入院して標準治療で治癒を目指すという道ではなく，子どもたちと一緒にいることのできる放射線治療と代替医療で治癒を目指したいということだった。

しかし，Aさんは病院の主治医にこの本当の望みを語ることはしなかった。もし主治医がAさんに受容的な姿勢で臨み，Aさんの抗がん剤治療を中止したい，手術をすぐに受けたいという気持ちに寄り添い，その可能性を探っていたとしたらAさんはどうしていただろうか？　入院中にAさんの思いを受け止めていたら，結果的に希望どおりの治療をその病院で受けることはできなかったとしても，1年以上西洋医療から遠ざかり，代替医療だけを受け続け，抗がん剤治療だけではなく，手術までも拒否するということにはならなかったかもしれない。

　医療者は，自分たちの倫理観では理解できない考えの患者に出会ったとき，ともするとその患者を問題患者とみなし，医療者の考える正しい方向へと軌道修正しようと努める傾向があるように思う。しかし，相手を理解することから離れ，溝を埋めようとしない限り，患者はその言動の裏にある本音を語ることはせず，その医療者から，ひどいときには西洋医療そのものから距離をおいてしまうことがあるのだ。それは，結果として患者の治療の選択の幅を狭めてしまうこと，治療効果の高い方法から引き離してしまうことになってしまう。

　患者の治療の選択肢を狭めないために，医療者側が患者の多様性を尊重していく姿勢は非常に重要である。

事例 2　私が受けたい治療に家族が反対している

　医療コーディネーターが受ける相談の約半数は本人から，残りの半数は家族からの相談だ。相談者の半分が病気の当事者ではないと

いうのは意外ではないだろうか？　その理由として，医療コーディネーターに関する情報はほとんどがインターネットからだ。インターネットを駆使できる年齢層はやはり若い人，つまり当事者ではなく家族の場合が多いことが考えられる。また，病気になった当事者は悪い情報を知ることが怖くて，なかなかインターネットを見ることができない。精神的に余裕がない，という人もいる。その代わりに家族が心配して，あれやこれやと情報を集めるなかで医療コーディネーターに相談してくるという背景もあると考えられる。

　ちなみに，相談者の男女比をみると8割が女性だ。これは当事者でも家族でも同じ比率である。患者の数は男女ほぼ同数だろうから，なぜこのような差が出るのだろうか？　これは患者会に参加している男女比と似ている。つまり，人に相談する，人に悩み事を打ち明けるという行為が女性になじみがあると考えられる。男性は悩みがあっても自分1人の胸のうちにしまっておく，つらくて困っているという状況を語ることはみっともないし，したくないと考えている人が多いように思われる。一方，家族のケアをするのは圧倒的に女性が多いという背景もあると考えられる。

　こうした背景から，家族が病気になって相談されるケースの場合，相談者は患者の娘，患者が父というパターンが多くなる。さて以下に紹介するケースもこのパターンだ。

　Bさんは，大腸がんの手術後半年が過ぎている。東京の郊外で，夫婦で自営業を営んでいる。主治医との関係は普通で特に不満はない。Bさんの娘Cさんは近所に住んでおり，父であるBさんが病気をしてからは，両親を心配して頻繁に家に顔を出すようにしていた。Bさんは，最近食欲がない。病気のことを聞いても，「大丈夫」とし

か言わず，Cさんは心配でたまらない。母に外来受診のときの様子や，医師からの説明はどうなのか尋ねてみても「難しいことはわからない，大丈夫だと言っていた」と言うだけで要領を得ない。

ある日母から，「次回の外来は一緒に行って欲しい」と言われる。外来で診てもらっている医師から，「次回の外来はお子さんに付き添ってもらってください。話したいことがあります」と言われたとのことだった。Cさんは何か悪い話があるのだろうと覚悟して外来に付き添った。Bさんが退院してから病院には行っていなかったので，担当の医師にはこのとき久しぶりに会った。

ショックで話が耳に入らず，その日は何も聞くことができなかった

医師はBさん夫妻とCさんに，「がんが再発しています。治療は今のところなく，このまま様子をみていくことになります」と言った。医師は続けて再発の内容を細かく話していたが，最初のショックが尾を引いて，後半の話はほとんど耳に入らなかった。医師は非常に話しやすい人で，質問にも丁寧に答えてくれる人だった。しかし，この日は何も聞くことができず3人は帰宅した。

父には積極的に治療をして欲しい

CさんはBさんの娘だ。Bさん夫妻はCさんに病気のことについて心配をかけたくないと思っていた。また，医師のことは信頼していた。

しかしCさんは違った。これまで真面目に外来通院をし，決められた薬は飲んできたと両親は言っている。それなのになぜ再発するのだろうか，またこれ以上治療できないとはどういうことなのだ，

東京郊外に住んでいるから医療格差があるのだろうか，東京の専門病院へ行けばもっと最新の治療法が受けられるのではないか，再発したのはこれまでの診察の見落としがあったからなのではないか，そう思っていた。

そこでたくさんの書籍を買い込み，インターネットで情報収集を始めた。そして医療コーディネーターを見つけ，相談を持ち込んだ。

Ｃさんの相談内容は「父（Ｂさん）は治療をあきらめています。父に都会の病院で最新の治療を受けてもらうよう説得してもらえないでしょうか」というものだった。

あくまでも本人の納得をサポートする

医療コーディネーターは家族からの相談は受けるが，治療を受けるか受けないかといった医療に関する意思決定はあくまでも医療を受ける本人が行うものであるとしている。家族の提案で説得するのでは，必ずしも本人の納得のいく選択にはならないからだ。そのため，Ｃさんの説得依頼を受けることはできないとお伝えした。その代わり，ＣさんとＢさんご夫妻が今後の治療について話し合う機会に同席することはできる，その場でＣさんの考えをＢさんに伝えてみてはどうかと提案した。Ｃさんは家族だけではまとまらないこともあるからと言って，この提案を了承した。

ＣさんはＢさんに，都心の大学病院にはラジオ波という治療があること，再発を見落とし，何の治療もできないなどという今の主治医のもとで治療を受けていてもよくはならないと思うことを伝えた。しかし，Ｂさんは何も答えなかった。Ｂさんの妻は，Ｃさんが「再発を見落とした」と言ったことについては非常に共感し，

「真面目に外来に通っていたのにひどすぎる。もっとよい医師にかかるべきだ」と言った。それでもBさんは何も答えない。するとCさんは医療コーディネーターに，「父のがんの専門医はどこにいるのか？　ラジオ波の名医はどこにいるのか？　ラジオ波は父に効果があるのか？」と質問した。

　医療コーディネーターは，専門医の資格をもっている医師を探すことができること，ラジオ波の治療数が多い病院も調べることができることを伝えた。また，ラジオ波の効果に関しては，個々の状況によるので，Bさんのがんがどのような状況なのか，再発と一言で言っても幅があり，もっと情報がないと判断のしようがないことを伝えた。そして，Bさんに，もっと詳しく治療の経過や現状を教えて欲しいと伝えた。

過去の経緯を振り返り，課題を見つける

　するとBさんは，ぽつぽつとこれまでのことを話し始めた。今回のがんが見つかったときは，救急車で運ばれそのまま入院したときだったこと。初めはお腹が痛くてがんだとはわからず，手術をしてみて初めてがんだとわかったこと。病院に行ったときは命にかかわるような状態であったこと。手術が終わったときは，医師も看護師もみな，命が助かってよかったと喜んでくれたこと。しかし，術後の経過が悪く，数か月入院が長引いてしまったこと。やっと退院できたときには心底ほっとして，もう2度と入院したくないと思ったこと。定期検診にはきちんと通っていたこと。出された薬はきちんと飲んでいたとのことだった。

　最後に，処方されている薬を見せてもらうことにした。するとB

さんが持ってきた薬のなかに，飲み薬の抗がん剤が入っていた。Ｂさんに「この薬は何のための薬か知っていますか？」「いつ処方されたものですか？」「今飲んでいますか？」と聞いた。Ｂさんは，「大切な薬だとは聞いていたが，はっきりと何の薬かは知らない。退院後に出された薬だが，1錠飲んで非常に体調が悪くなり，もう絶対に飲みたくないと主治医に伝えたところ，中止になったので今は飲んでいない」と答えた。

医療コーディネーターはその薬が抗がん剤であること，人によっては飲み薬の抗がん剤でも副作用がつらくて続けられない人がいること，主治医は手術後何も治療をしていなかったのではなく，治療をしようとしたけれど，本人が治療を希望しないという理由で中止したのだろうということを伝えた。

Ｃさんは，抗がん剤治療をしていたことを知らず，驚いていた。そして，自分が通院に付き添い，もっと詳しく状況を両親に確認していれば，そのことに気づくことができたのではないかと振り返った。

本人に治療についての希望を聞く

医療コーディネーターはＢさんに，抗がん剤だと知って，この薬をもう1度続ける気持ちはありますかと尋ねた。するとＢさんは，もう2度と飲みたくないとはっきりと答えた。

医療コーディネーターはさらにＢさんに，自分の治療について何か希望はありますかと尋ねた。するとＢさんは，「絶対に入院だけはしたくない」と答えた。しかしＣさんは，「治療のためなら入院はしなくちゃだめよ！」と即座に言った。Ｂさんは黙っていたが，医療

コーディネーターが水を向けると,「家族がどうしてもと言うなら入院するよ。でも,1週間以上の入院は絶対に嫌だ」とはっきりと言った。

するとBさんの妻が,「前回の入院は長かったものね。よほどつらかったのね。私も入院はして欲しくないわ」と言った。ここにきて初めてCさんは,Bさんがそこまで入院を嫌がっていることに思いが至ったようにみえた。

Cさんは初めて,父親が長期間の入院を強いられるのであれば,いかなる治療も受けるつもりはないという意思を知った。そうなると,Cさんの考えていた都会での治療は無理になる。治療をあきらめられないCさんは,もう1度父親に確認した。「新しい治療を専門の医師に受けたくないの？　そのためには入院が必要なのよ」。しかし,Bさんは黙ったままだった。そして「どうしてもやれというのなら……」と答えた。

医療コーディネーターはCさんに,ラジオ波という治療は遠くまで行かなくても今かかっている病院で受けることができること,ラジオ波の専門医は一定の症例数をこなしていればよいと言われていること,今かかっている病院は地元ではトップクラスの症例数をこなしていることを資料をもとに説明した。

まずは主治医に,今の希望を伝える

「ではなぜ,主治医はこの治療法について教えてくれなかったのか」とCさんは聞いたので,その理由は「おそらくラジオ波が今のBさんにとって効果のある治療法かどうかはまだ実験段階にあるためだと思います」と医療コーディネーターは答えた。そして「まず

はこの治療の効果について主治医はどう考えるのかを聞いてみてはどうか」と提案した。がんの進行度合いや転移のある場所などによっては，試してみる価値はあると考える医師もいるかもしれないし，個別の診断については医師でなければできないことを伝えた。

医療コーディネーターはBさんに，ラジオ波は順調にいけば1週間以内の入院ですむことが多いが，入院期間についても主治医に尋ねてみて，Bさんが入院はできるだけしたくないと考えていることを伝えるようにと言った。Bさんは，今の主治医のもとで受けることのできる治療であれば安心であること，短い期間ですむ治療であれば，みなが望むのであれば，多少入院が長くなっても家に近い病院で頑張ってみると答えた。

こうしてBさんは，次回の受診時にラジオ波治療について検討していることを主治医に聞いてみることになった。Cさんは，これからは自分がBさんの診察には同行して，きちんと医師と話し合っていこうと思うと語った。

親子ゆえに本音で話せない場合がある，だからこそ介入する意味がある

Bさんは今の主治医を信頼し，医師の言うことを素直に守って実践することが自分の身体を守るためには一番よいことと考えていた。不満や不安があっても，質問や新しい提案をすることは，医師との信頼関係を壊すのではないかと考えていたようだ。自分の生活を守ることがまず第1に大切で，新しいことにかける労力はなるべく少なくしたいという思いのようだった。

しかし娘のCさんは，どこの病院でも同じ治療をしているわけではなく，情報を集めて，最先端の治療を受けることがよりよい結果

をもたらすと考えていた。治療のためには，何かを犠牲にしても仕方がない。まずは治ること，元気になることが最重要事項だと考えていた。

　こうしてみると，父と娘それぞれの医療へのかかわり方，医師との関係構築の仕方，療養生活に対する考え方の違いが浮き彫りになる。これは老年期にある親世代と，壮年期にある子ども世代の死生観の違いとも考えられる。つまり，死は遠い世界の話ではなく，近い将来の物語としてとらえている人間と，死は遠い世界の話であり，あってはならないものと考える人間との違いともいえるかもしれない。さらに親子関係の複雑なところは，子どもは親の完治をあきらめたくない，あきらめないで希望を与えることこそが親孝行であると考え，一方，親は子の願いを聞き入れてあげたいと親心を働かせてしまうことだろう。親子共に，相手を思いやり，相手のためを思って行動することで，結果的には互いの溝を深いものとしてしまうのだ。

　親子だからこそ，本音で語り合えないことがある。それが意思決定を困難にする要因になる。親子という別世代の間には，ともすると考え方の違いがあることを意識し，本音の語り合いができる場をもつことが重要なポイントになる。家族間では「きっとわかってもらえるだろう，理解しているだろう」という思いゆえ，表出していなかった本音が，医療コーディネーターのような第三者が入ることで言葉になっていく。だからこそ介入する意味がある。

事例 3 医者に,どの治療法がよいか と聞かれたが,決められない

インフォームドコンセント(納得できる医療を患者自身が選択すること)の広がりに伴い,医療者は必要な情報を提供し,患者自身が意思決定をするという流れが重視されてきている。しかし,選択肢があれば人は決定することができるのだろうか。残念ながら,簡単ではない。

自分にとってどうかが知りたい

人が何かを決める際には,一般的な情報だけでは不十分だ。その情報を自分自身に当てはめて考えてみることが必要となる。つまり,○○という治療法とは何かという概要が理解できることは重要だが,さらにその治療法が自分にとってどのようなメリット,デメリットを招くのかを知る必要がある。また,医師との信頼関係も重要だ。この先生なら一緒に治療に向き合える,というものだ。

こうした点を中心に,実際の相談事例を紹介する。

Dさんは会社を退職してからも定期検診は欠かさず受けており,健康への関心は高い方だった。今年の検診で,異常値が出ていると告げられ,自覚症状はまったくないが精密検査を受けると,前立腺がんが発見された。

病院によって意見が違い混乱

精密検査を受けたクリニックで「まだ手術ができる段階でしょう」と言われたDさんは,手術を受けるのであれば信頼できる大きな病

院を受診しようと考え，紹介状を持ちE病院を受診した。しかし「手術の適応ではない」と言われてしまい，手術を受ければ治ると信じていたDさんは驚いた。手術ができないとはどういうことなのか，毎年検診を受けていた自分がなぜこんなことになるのか，多々疑問を抱いたまま，自宅に近く規模の大きなF病院へセカンドオピニオンを受けに行った。しかし今度は一転「手術はできる」と言われたのだ。

混乱したDさんは，次は有名なG病院へサードオピニオンを聞きに行った。ここではE病院と同じく「手術はできない」という診断を受けた。しかし，「F病院では手術できると言われた」と訴えたところ，「Dさんに手術をするという病院は倫理違反です。私たちの病院では考えられません」と言われてしまった。さらに混乱したDさんは，H病院にフォースオピニオンを聞きに行った。結果は「手術はできない」だった。ここでも，「どこの病院の医師が手術はできるなどと言うのだ。そのようなことを言う医師はおかしい」と言われたのである。

5つの医療機関を巡り，2か所では手術できる，3か所では手術できない，と言われたDさんは，どうしてよいかわからなくなってしまった。しかし，手術するなら早いほうがよいと思い，F病院で手術をするための事前準備を始めた。手術日も決まった。それでも，本当に手術をしてよいのか，心は決まらない。明後日は，さらに新しく6か所目のI病院を受診する予定になっていた。

このような混乱状態にあるDさんを見かねて，娘が医療コーディネーターに相談を依頼した。

Dさんの自宅は閑静な住宅街にあった。Dさんは，妻と娘と一緒

に出迎えてくれ，リビングのテーブルを囲んでみなで話を始めた。口火を切ったのはDさんの娘だった。手術をして欲しいのに，Dさんが及び腰になっているように思う。父を説得して手術できるようにして欲しい。それが娘の願いだった。

手術ありきでよいのか，本人の真意は？

　これまでの経緯を娘が口早に説明し始めた。Dさん夫婦は黙ってそれを聞いていた。医療コーディネーターは，不安や悩みに迫るために経緯に関してはDさん本人の口から聞きたかったので，時々話の水をDさんに向けたが，娘は取り合わず1人で話し続けた。Dさんの妻が口を挟もうとしたときも，それを遮った。
　Dさんの治療について，手術ありきでよいのか，本人の真意を聞くことが必要だった。そこで医療コーディネーターはまず娘に，Dさん本人から話を聞きたいこと，病気や治療方法，医師の言葉の真意を理解し，そのうえで治療法を考えたらどうかと提案した。娘はやっと会話の中心をDさんに譲った。

各病院の意見を振り返りながら，本人の悩みの原因を探る

　Dさんは初め「なぜ病院ごとに言うことが違うのか，違うから信頼できない」と病院批判をしていた。「自分は手術がしたいのに，反対されれば不安になる」とも言っていた。そして医療コーディネーターに「どんな治療法がよいのか，決めて欲しい。自分には決められない」「娘は手術がよいと言っているのだから，手術でよいのですよね？　なぜだめなのでしょう！」とも言った。
　そこでまずは順を追って，これまでの治療法について，外来受診

時の医師との会話をみなで振り返り，理解を深めていくことにした。

まずは初めのクリニックでの出来事。Dさんはこれまで検診を受けてきたのだから，たとえ悪いものが見つかったとしても"初期だろうし治療の方法はある"と信じていた。しかしクリニックからは，検診ではなかなか見つからない性質の悪いがんで，治療効果が出にくいがんと告げられた。「自分のがんは普通の人とは違うがんだ」，Dさんはそう強く思った。この思いは後に，"普通の治療法では太刀打ちできない""普通の人とは違うから特別なことをしなくてはいけない"という思いへつながっていく。

Dさんは手術はできると言われたことに希望をつないでE病院を受診した。

しかしE病院では，リンパ節に転移が見つかったので，手術ができないと言われる。唯一の希望がここで打ち砕かれた。

信じられない思いでセカンドオピニオンを受けにF病院へ行った。ここでは，クリニックと同じように「手術できる」と言われた。Dさんのがんは手強く，普通の人と同じように治療していてはだめだというのがF病院の意見だった。「手術も抗がん剤も放射線も，総力を挙げてがんに向かっていかなくてはいけない。私はこれまでDさんと同じ性質の悪いがんの患者さんを診てきた実績がある。もっと年齢の高い患者さんも手術してうまくいっている。それを裏づける論文もある」と自信満々だった。Dさんはほっとした。自分と同じ考えをもっている医師に出会え，再度希望をもつことができたのだ。すぐに手術の予定を入れ，その日に向かって検査のスケジュールも組んでもらった。

しかし家に帰ってから，また不安な気持ちが芽生えてきた。F病

院の言っていることは信じたい。しかし，それではなぜE病院は反対のことを言ったのだろう？　その理由がわからなければ安心できない。そこでDさんはサードオピニオンを受けに行くことにした。

　G病院ではE病院と同じ意見で，「リンパ節に転移があれば手術はできない状態です」と言われた。Dさんは，F病院では手術を勧められたこと，根拠となる論文もあると言われたことを訴えた。するとG病院の医師は怒ったような声で「そんな論文，どこの論文ですか？　この病院では，たとえあなたを手術したいと言っても倫理委員会を通りませんよ。根拠に基づかない治療はできません」と言った。

　混乱したDさんは，予約したF病院での手術前検査をキャンセルした。手術したいのは山々だ。しかしこれだけ反対されれば不安も募る。もう1度きちんと考えてから手術するかどうかを決めたい，そう思ったのだ。

　一方で娘は，手術して欲しい，あきらめないで欲しいと強く思っていた。そのため父親が手術前検査をキャンセルしたことを非常に残念に思っており，今度は父が手術そのものをキャンセルしてしまうのではないかと不安になっていたのだ。

　サードオピニオンを聞いても不安だけが募り，決められないDさんは，もう1つH病院の意見を聞くことにした。結果は，H病院もE病院とほぼ同じ意見だった。リンパ節に転移があれば手術はできず，ほかの治療を行っても再発する可能性が非常に高いので，合わせて放射線治療も検討したほうがよいという話だった。そこでDさんはこれまでずっと聞きたいけど聞けなかったことを聞いてみた。それは余命だった。医師からは「1年ほどかと思います」と言われ

たそうだ。
　その言葉を聞いたDさんは，あまりのショックに数日何も手につかなかったという。

感情の表出は納得のいく意思決定へのプロセス

　検診では見つかりにくいがん，性質の悪いがん，手術ができない，再発率が高い，そして余命1年。次々と起こる想像を超える出来事に，気持ちが落ち込み，立て直すまでに時間がかかるのは当然だ。医療コーディネーターはDさんに「これまでの人生で，何度も向き合うのに時間のかかる大変な出来事があったと思いますが，そうした出来事にどんなふうに対応してきましたか」と聞いた。するとDさんは「私はこれまでの人生いつも闘ってきました。そしていつも勝利を得てきました」と語り始めた。仕事で経験した大きな裁判の話，家を買ったときの苦労話など，病気とは関係のないエピソードを医療コーディネーターに熱く語るDさんを見て，家族は呆気に取られていた。医療コーディネーターは黙って話を聞いた。
　たまっていたものを吐き出すかのように語ったDさんは，話の終わりにこう言った。「どんな困難にあっても，最後まであきらめずに粘り強く交渉してきたのが私だ。私の辞書に『あきらめる』という文字はない。今回の病気も決してあきらめない。データに基づいた医療を行うと医者は言うが，私のがんは特別ながんだと思う。データどおりにあたりまえの治療をしていたのでは決して勝てないだろう。だから，総力戦で，積極的に闘いたい。体のなかにがんを残したまま治療するというのはどうしても納得できない。勝つためには，すべて取り去らなくてはいけないと思う。私は手術がしたい」。

娘はこの言葉を聞いて喜び，ほっとした面持ちだった。医療コーディネーターは「いつこのような気持ちになったのですか」と聞いた。Dさんは，「H病院で余命1年と言われたとき，このまま座して死を待つわけにはいかないと思いました」と答えた。そして，「手術をしてはなぜいけないのでしょうか？ 根拠をもとに手術できないと言うけれど，その根拠は平均的な人を集めて出した根拠でしょう。私のがんは普通のがんではありません。ですから，普通の治療をしてもだめだと思うのです」と言った。

多くの場合，エビデンスを知ることが不安の解消に役立つ

医療コーディネーターは「おっしゃることはもっともだと思います。では今，手術をためらう理由は何ですか」と聞いた。Dさんは，「手術をしてはいけない理由を知りたいのです。副作用や後遺症は具体的にどんなものがあるのでしょう。手術をすると免疫力が下がるのでしょうか。たとえば，手術をしたことによって免疫力が下がり，再発を呼び起こしてしまっては無理をして手術をする意味がありません。また，私は抗がん剤治療に関して非常に恐怖心をもっています。昔，叔母が抗がん剤治療をしているのを見て，非常につらそうだったので，あんな治療はしたくないという思いがあります。その思いが手術を選択させているのかもしれません。抗がん剤の正しい知識が欲しいのです」と答えた。娘も「書店でいろいろな本を読んでいると頭が混乱してきます。抗がん剤は毒だから受けないほうがよいと書いている書籍も買いました。どれが真実なのでしょう」と訴えた。

そこで，Dさんと妻，娘と一緒に，最新の前立腺がんのガイドラ

イン（標準治療）を丁寧に読み始めた。まずはガイドラインとは何かという話から始め，リンパ節転移があるとなぜ手術を勧めないのか，手術のデメリット，麻酔のデメリット，後遺症が与える生活面への影響，免疫とがんに関する話など。また，読み進めていくうえでわからないことがあればじっくりとそれに答えながらページを進めていった。

ガイドラインを一緒に読み解いていくにつれて，Dさんの疑問は解けてきた。

・ガイドラインは「最新の治療法を含めた多くの情報から有効性・安全性などを整理して，診療の目安を示してあるもの」であり，すべての患者に画一的な治療を行うことを推奨しているものではない。したがってDさんの希望に沿った治療ができるかどうかはあくまでもDさんと医師の両者で話し合いをもって決めるものであること。

・手術をすれば目に見えるがん細胞を取り除くことができること。

・手術には麻酔の副作用，尿漏れなどの後遺症があり得ること。ただ，後遺症の発現頻度，持続時期は病気の進行にもよるため，Dさんの場合どうかは医師に確認が必要だということ。

・免疫機能とがんとの関連性はまだ解明されておらず，手術をすることで免疫力が下がり，がんが増殖するという根拠は現時点ではないこと。

・仮にリンパ節転移があると，今は見つかっていなくても体のどこかにすでに転移している可能性がある。そのため，今判明しているがんの部分だけを切り取っても足りない。であれば全身に巡っているがん細胞すべてに効果のある治療をするほうがよいという

のが標準的な考え方であること。それゆえ，全身に効果のあるホルモン療法や抗がん剤治療が勧められていること。
・抗がん剤治療は日進月歩であり，副作用対策や治療の方法も工夫されてきているため，10年前と今とでは進歩していること。具体的な副作用の出現頻度などを医師に聞いてみる必要があること。
・自分と同じ治療を受けている人の話を聞くことで参考になることも多いこと。患者会など，病気の仲間が集まるコミュニティにその情報が集まっていること。

こうして，1つひとつの疑問が解けていくなかで，Dさんの表情は明るくなってきた。

ガイドラインを全員で読み進め，疑問点を明確にしていった結果，Dさんは笑顔で「尿漏れや麻酔の副作用ぐらいしかデメリットがないのなら，私はできる治療を全部やりたい。闘っていくことが，病気に負けないコツだと思う」と言った。

医療コーディネーターは，F病院の医師と明日受診予定であるI病院で，もう1度手術のデメリットについて確認することを勧めた。Dさんの決定に娘はほっとしていた。妻は，夫が納得しているのであれば，自分は何も言うことはないという意見だった。

治療を任せるには信頼関係が必要

最後にDさんにF病院の医師についてどう思うかを尋ねると，Dさんは，「F病院の医師は自分の話をじっくりと聞いてくれ，自分を尊重してくれていると感じる」と言った。

この人のように手術をするかしないかを迷っているとき，これまでの自分の生き方を振り返ることで治療方法が決まってくるという

ことが多くある。尿漏れという後遺症がどうしても受け入れられない人もいれば，Dさんのように気にならないという人もいる。病気と闘いたい人もいれば，積極的な治療はせずに病気と共存していきたいという人もいる。どんな治療も良い点・悪い点両面をもっている。その1つひとつを自分はどう受け止めるのか，どう消化していくのか，じっくりと吟味していくことが重要だ。一般的な情報が豊富にあっても，人はそれだけで重大な決断をすることはできない。情報を納得に変えていく作業，そして，決定を実践してくれる，そういう信頼できる医療者がいて初めて「決める」ことができるのだと思う。

> **コラム**
>
> ## 意思決定の支援者の適性
>
> 　毎年数人の看護師が「医療コーディネーターになりたい」と言って訪ねてくる。患者の納得を支えたいという崇高な思いであり頭が下がる。とはいえ，そこは患者の今後の人生に影響を与える仕事ゆえ，適性を見させていただいている。具体的には資質面接を行い，それを通過した人のみ，その後の研修に進むことができる。
> 　適性面接の評価者には，患者や遺族などの当事者がおり，「自分ならこの人に頼めるか」という厳しい目で評価する。評価項目は，信頼性，想像力，多様性の理解，実行力，論理的思考，効果的な説明の6つ。
> ・信頼性があれば患者は本音を語るだろう
> ・想像力があれば，時に患者本人が気づかぬ課題に気づくであろう

- 答えは1つではないからこそ，人それぞれの納得を受け止める必要があろう
- 患者の希望を実現する実行力が必要だ
- 漠然とした不安や課題を整理し，打ち手をまとめるには論理的思考が欠かせない
- 寄り添う思い，そして提案をわかりやすく伝えるスキルも必要だ

　これら6項目の平均点が基準以上であり，特定の項目が著しく低くないことを満たすと合格となる。過去の合格率は4割程度である。

　これは意図したわけではないが，合格者のほとんどが，自身もしくは大切な人が大病の経験がある方である。当事者，つまり医療を受ける側になって初めて見える，感じる，そして学ぶことがあるのだと思う。では経験者でない方は，患者の本音に触れる場に積極的に参加することだ。患者会や病院ボランティアなどに白衣を脱いで参加されることで当事者目線が育まれることだろう。

3　何が個人の意思決定を困難にしているのか

　第1章（35ページ）では「個人による意思決定の7つの障害」として次のようにまとめている。

① 　選択肢についての知識・情報の不足
② 　ある選択肢に過大・過小な期待をかけている

> ③ 価値観がはっきりしない
> ④ 周囲の人の価値や意見がよくわからない
> ⑤ ある1つの選択肢に対する周囲のプレッシャーがある
> ⑥ 自分の選択を聞いてくれたり認めてくれる人がいない
> ⑦ これらの障害を乗り越えるスキルや支援がない

　それでは，それぞれの障害について，医療コーディネーターが経験した実際の患者の声を紹介することで理解を深めてもらいたい。そのうえで，支援者として何ができるか考えて欲しい。

1）選択肢についての知識・情報の不足

① 積極的に治療を勧める娘と入院治療を拒む父―大腸がんの手術後半年で再発

　「こんなすぐになぜ再発するのでしょうか。また，これ以上治療できないとはどういうことなのでしょうか。東京郊外に住んでいるから医療格差があるのでしょうか。東京の専門病院へ行けばもっと最新の治療法が受けられるのではないか……，父さんのがんの専門医はどこにいるのか，ラジオ波の名医はどこにいるのか，ラジオ波は父さんに効果があるのか」

② 病院により治療方針が異なり困惑している―前立腺がん

　「今，手術をためらう理由は何ですか」と聞くと，Dさんは，「手術をしてはいけない理由を知りたいのです。副作用や後遺症は具体的にどんなものがあるのでしょう。手術をすると免疫力が下がるの

でしょうか。たとえば，手術をしたことによって免疫力が下がり，再発を呼び起こしてしまっては無理をして手術をする意味がありません。また，私は抗がん剤治療に関して非常に恐怖心をもっています。昔，叔母が抗がん剤治療をしているのを見て，非常につらそうだったので，あんな治療はしたくないという思いがあります。その思いが手術を選択させているのかもしれません。抗がん剤の正しい知識が欲しいのです」と答えた。

2）ある選択肢に過大・過小な期待をかけている

① 脳出血の手術後，飲み込む力が弱くなってしまった父が病院から転院を勧められている娘の訴え

「肺炎を繰り返しているから，もう口からは食べられないと言われました。でも，リハビリの専門病院に入院するとか，あきらめないでいれば，また食べられるようになりますよね」

② 抗がん剤の効果を認めず代替医療を受ける女性―乳がん

「抗がん剤治療をした主治医は，抗がん剤がよく効いてがんが小さくなったと喜んでいたけれど，本当は違うと思うの。実は抗がん剤治療をしていたとき，ある代替医療をしていたの。そのお薬を飲んだ時期と，がんが小さくなった時期が一致しているのよ。だから私はそのお薬ががんを小さくしてくれたって信じているの。だから私は今，入院して手術や抗がん剤治療をするよりも，うちでできる代替医療をしながら，入院しないでできる西洋医療も受けていけば安心できるんじゃないかと思っているの」

3）価値観がはっきりしない

① 母の主治医をこれまでかかっていたがん専門病院Jにするか，在宅医Kに変えるか決めかねている息子

「がん専門病院Jか在宅医Kかどちらかに決めなくてはいけないのはわかります。でも，どちらかどうしても選べません。失敗したくない，どうしたらよいかわからない。正解を選んでください」

② 病院により治療方針が異なり困惑している―前立腺がん

Dさんは初め「なぜ病院ごとに言うことが違うのか，違うから信頼できない」と病院批判をしていた。「自分は手術がしたいのに，反対されれば不安になる」とも言っていた。そして医療コーディネーターに「どんな治療法がよいのか，決めて欲しい。自分には決められない」「娘は手術がよいと言っているのだから，手術でよいのですよね？　なぜだめなのでしょう！」とも言った。

――（徐々に自身の価値観がはっきりしてくる）――

「どんな困難にあっても，最後まであきらめずに粘り強く交渉してきたのが私だ。私の辞書に『あきらめる』という文字はない。今回の病気も決してあきらめない。データに基づいた医療を行うと医者は言うが，私のがんは特別ながんだと思う。データどおりにあたりまえの治療をしていたのでは決して勝てないだろう。だから，総力戦で，積極的に闘いたい。体のなかにがんを残したまま治療するというのはどうしても納得できない。勝つためには，すべて取り去らなくてはいけないと思う。私は手術がしたい」。医療コーディネーターが「いつこのような気持ちになったのですか」と聞くと，Dさ

んは「H病院で余命1年と言われたとき，このまま座して死を待つわけにはいかないと思いました」と答えた。

4）周囲の人の価値や意見がよくわからない

① 積極的に治療を勧める娘と入院治療を拒む父―大腸がんの手術後半年で再発

ラジオ波の専門医は一定の症例数をこなしていればよいと言われていること，今かかっている病院は地元ではトップクラスの症例数をこなしていることを資料をもとに説明した。「ではなぜ，主治医はこの治療法について教えてくれなかったのか」とCさんは聞いたので，医療コーディネーターは，その理由は「おそらくラジオ波が今のBさんにとって効果のある治療法かどうかはまだ実験段階にあるためだと思います」と伝えた。

② 居酒屋を切り盛りする夫婦のやりとり―夫が咽頭がん

夫は「自分は手術を受けない」と医師に言うつもりであると語った。妻は「この人は全然私の言うことを聞いてくれない。手術は受けて欲しい」と言った。今度は医療コーディネーターから妻に「ご主人の意見に反対するのはなぜか？」と質問した。医療コーディネーターは，妻は夫が意見を曲げないことを誰よりも知り尽くしている，しかし，なぜあえて今回はそれに従わないのだろうかと疑問に思ったからだ。多分夫も同じように感じ，それがもとで夫婦げんかに発展しているようであった。妻は「この人は今まで私の言うことを聞かずにずっと過ごしてきた。私は夫のことが大切で，これまでも健

康に気を遣ってきた。忠告もしてきた。でも，私の気持ちを無視する夫に腹が立つし，妻の管理が悪いからだと後ろ指を指されることも腹が立つ。そして何よりも命がなくなるなんて耐えられない。こんな勝手な人でも私にとってはいなくなってもらっては困るのだ。少しでも長く生きて欲しい」と涙を流しながら答えた。この言葉を聞いて夫は心底驚いたようであった。

5）ある1つの選択肢に対する周囲のプレッシャーがある

① Ⅰ型糖尿病でインスリン治療を続けている女性―副作用に悩んでいる

「先生に今の薬はアレルギーがでているから変えて欲しいと言っても全然聞いてくれないんです。そんなことはあり得ないから薬を続けなさいって言うんです。でも現に私はぜんそく発作が出て息が苦しくて，つらくてたまりません。いっそ死んでもいいから今の薬をやめようかって悩んでいるんです」

② 積極的に治療を勧める娘と入院治療を拒む父―大腸がんの手術後半年で再発

娘は，もう1度父に確認した。「新しい治療を専門の医師に受けたくないの？　そのためには入院が必要なのよ」。しかし，父は黙ったままだった。そして「どうしてもやれというのなら……」と答えた。

6）自分の選択を聞いてくれたり 認めてくれる人がいない

① 夫を亡くし女手ひとつで2人の子どもを育てる女性―乳がん

「すぐに手術をして欲しい」と訴えたが，主治医はどうしても首を縦には振ってくれなかった。「これ以上抗がん剤治療を続けたら自分は死んでしまう」。何度主治医にそのことを訴えても聞き入れてもらえず，「血液検査などのデータは問題ないのだから，もう1度抗がん剤治療をしないと手術はしません」という返事の一点張りだった。

② 居酒屋を切り盛りする夫婦のやりとり―夫が咽頭がん

夫は「自分は手術を受けない」と医師に言うつもりであると語った。妻は「この人は全然私の言うことを聞いてくれない。手術は受けて欲しい」と言った。

7）これらの障害を乗り越えるスキルや 支援がない

① 夫を亡くし女手ひとつで2人の子どもを育てる女性―乳がん

肩で荒く息をしながら，「私は素人だから，自分の判断が正しいのか自信がもてない。治療を決めるために一緒に考えてくれませんか？」と言った。

② 病院により治療方針が異なり困惑している―前立腺がん

　5つの医療機関を巡り，2か所では手術できる，3か所では手術できない，と言われたDさんは，どうしてよいかわからなくなってしまった。しかし，手術するなら早いほうがよいと思い，F病院で手術をするための事前準備を始めた。手術日も決まった。それでも，本当に手術をしてよいのか，心は決まらない。明後日は，さらに新しく6か所目のI病院を受診する予定になっていた。

コラム

ロールプレイでスキルアップ

　スキル不足のまま現場で患者の相談にのると，意思決定を支援するどころか場合によっては患者を混乱させてしまうかもしれない。とはいえ，参考文献を読んだり講義を受けただけでは，現場の緊張感やそこからくる気づきを得ることは難しい。そこでロールプレイをお勧めする。参加者は，患者役，相談員役，オーディエンスに分かれ，実際のケースをもとに意思決定支援の相談を行うというものだ。参加型であること以外にこれといった定型があるわけではないのだが，参考までに意思決定支援セミナー（NPO法人楽患ねっと主催）で行っているやり方を紹介する。

1：医療コーディネーターが過去に受けた相談のなかから，とあるケースの"相談に至る背景""実際の相談内容"をA4 1枚にまとめたものを参加者に配付して読んでもらう。ここには相談にどう応えたか，患者はどうしたか，という相談結果は記述していない。ここはまさに参加者がアドリブで行うのである。

2：患者役，相談員役に分かれる。相談者として家族も同伴して

いるケースであれば家族役もいるとよい。そして残りの参加者はオーディエンスとなる。その他，司会者，ケースを紹介した医療コーディネーター，そしてアドバイザーとしての患者や遺族が参加する。オーディエンスは円形に座り，その中心で相談が行われる。

3：「初めまして，看護師の○○と申します。相談の内容をお聞かせ願えますか？」「2か月前，医者に胃がんだって言われて……」というような流れで始まり，15分程度相談を行う。この際，必ずしも15分で相談をまとめる必要はない。司会者は15分で相談を打ち切る。

4：相談のやり取りを見て，感じたこと，気づいたことを，オーディエンスがみなに伝える。その後，患者役，相談員役も実際に相談してみて感じたこと，気づいたことをみなに伝える。

5：患者役，相談員役，オーディエンスを入れ替えて同様の相談ケースでロールプレイを行う。これを参加者全員が患者役，

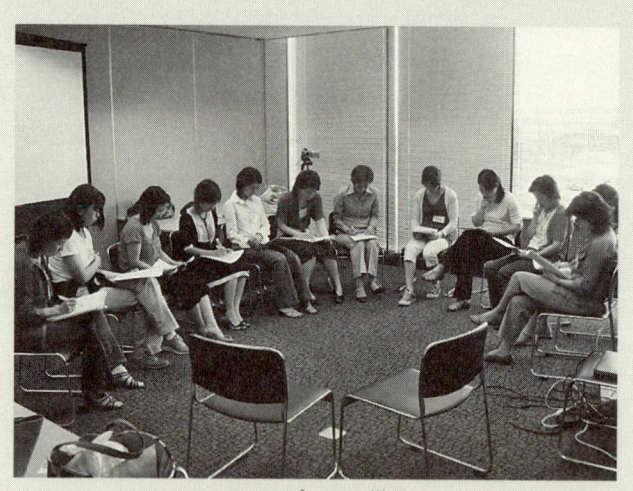

ロールプレイの様子

相談員役を行うまで繰り返す。たとえば参加者10名だとすると，10回行うことになる。
6：最後に，司会者から実際の相談結果をみなに伝える。

　次に，実施の際に気をつけている点をお伝えする。
・オーディエンスは率直にコメントする
　良い点はもちろんのこと，たとえネガティブな印象であっても伝える。
・オーディエンスに患者参加
　患者や家族など医療を受ける立場の方に忌憚のない意見をいただく。
・多様なコメントを許容する
　ある人から見ればよく見える対応も，別の人からはよく見えないこともある。答えは1つではないので，可能な限り多く意見を伝える。
・相談時間は少なくとも10分以上
　意思決定支援の要諦は患者の本音を引き出すことである。それにはある程度の時間が必要である。
・2ケース以上行う
　初回のロールプレイでたくさんの気づきを得ることになる。それを生かすためにも2ケース以上行う。
・ハンカチを用意する
　時に大いに感情移入して泣く人もいるので……。

　さあみなさんもぜひチャレンジしてみて欲しい。

（岩本貴，岩本ゆり）

注

* NPO法人楽患ねっとは，看護師として5年以上の臨床経験を有する人に，資質面接，OJTを経て医療コーディネーターとして認定している。

筆者制作の参考サイト

1）意思決定支援のセミナー案内：楽患ねっとホームページ内（www.rakkan.net）の医療コーディネーターの養成ページを参照
2）医療コーディネーターによる医療相談｜楽患ナース：www.rnurse.jp
3）セカンドオピニオンガイド：www.2og.jp
4）納得医療ガイド：www.7ig.jp

第3章 高齢者医療における代理意思決定とその支援

1 代理意思決定

1）代理意思決定とは

　代理意思決定とは,「健康管理に関する判断を自分自身で行うことができない人のために意思決定を行うこと」[1]といわれている。意思決定を行う代理人には, 以前患者から指名されていた人（健康管理に関する委任権をもつ人）や, もっとも近い近親者がなることができる[2]。患者が望むと思われることが, 同じ立場に立った場合に代理人自身が選択することとは異なる場合がある。代理意思決定は, 代理人にとって非常に難しく精神的な負担となることがある。

2）代理意思決定のプロセス

　ミッチェルら[3]は, 代理意思決定は次の段階を経て行われると述べている。
① これまで患者が示した意思を考慮する。患者の意思を確認できるものとしては, リビングウィルまたは事前指示書やこれまで患

者が代理人やほかの人たちと話し合ったことなどがある。これらの患者の意思は，たとえ代理人が同意できなくても尊重されるべきものである。

② 患者が健康だったときに患者がもっていた価値観についてすべてわかる範囲で検討する。代理人が知る範囲で，患者が今の状況におかれたときにどの選択肢を選択すると思うかを検討する。これを「代理判断」と呼ぶ。

③ これまでに患者の意思表示がなく，患者が望むと思われることが判断できない場合は，選択肢の利点および欠点と考えられることと，この判断が本人の生活の質（QOL）に及ぼす影響を考慮し，本人にとっての最善の利益を検討する。

2 高齢者医療における代理意思決定

1） 高齢者の意思決定の特徴

　高齢者の特徴として，加齢とともに身体的精神的な障害をもち，自分の意思を伝えることが困難になることがあげられる。

　このように自分の意思を伝えることが困難となった高齢者に対して，どのように本人の意思を尊重していくか，北川[4]は以下のように述べている。「日常生活のなかで高齢者の意思に注目し，確認するアプローチをたやさないことが高齢者を勇気づけ，意思決定に対す

る意欲を支援することにつながる」，さらに「意思決定が不確かな場合は，断片的な言葉や表情，身ぶりなどから医療者が高齢者の意思をくみとり，その人の信条や生きざまを知っている家族や，高齢者の異なる側面にふれている他職種と話し合いながら，高齢者の意思のありかに近づいていく」。高齢患者を対象とするとき，医療者は，自己決定をすることが難しいだろうと初めから決めつけ，家族のみに説明し決定を委ねることもある。高齢者であり，たとえ認知機能に問題をもっていたとしても，可能な限り本人の意思を尊重することが，本人の自尊心を守ることにつながる。

　本章では，胃ろう造設を題材として，高齢者における代理意思決定を考えていくこととする。

事例：Aさんの場合

　Aさんは85歳の女性。長男（B男さん）とその妻（C子さん）と自宅で暮らしている。Aさんは，2年前までは元気に過ごし，身の回りのことはすべて1人でできていた。しかし，2年前から，蛇口やガスの閉め忘れが目立ち，寒くても薄着のまま外に出たりすることが増えてきた。「様子がおかしい」と思ったB男さんとC子さんが，Aさんをかかりつけ医に連れて行ったところ，認知症と診断された。

　認知症と診断されてから，Aさんの食欲は少しずつ落ちてきた。C子さんは，Aさんが飲み込みやすいように工夫して食事をつくり，介助してAさんに食べさせている。それでも，朝・昼・夕の3食ともスプーンで5口程度食べるのが，やっとの状態である。その5口も，うまく飲み込めず，むせることが多くなってきた。最近では，Aさんの口から言葉が聞かれることはほとんどなく，Aさんと意思

の疎通を図ることは難しくなってきた。からだも自分では思うように動かせず、ベッドで寝たきりの生活を送っている。

そんなある日、C子さんは、往診に来たかかりつけ医から「このまま、どんどん食が細くなっていっては困りますね。胃ろうという方法もありますよ」と聞いた。それは、Aさんのおなかに小さな穴を開けて、チューブを使って胃に直接栄養を流し込む方法とのことである。かかりつけ医は、「Aさん本人から意向を聞くことができないので、胃ろうをつくるか否か、B男さんとC子さんで話し合って決めてください」と言って帰っていった。C子さんは、「胃ろう」についてまったくイメージがわかず、Aさんにとって必要なのかそうでないのか、また、良いことなのか悪いことなのか、わからず困ってしまった。C子さんから話を聞いたB男さんも困惑してしまった。Aさんに代わって、判断を委ねられたB男さんとC子さんは、胃ろうについてどのように考えて、決定すればよいのだろうか。

2）胃ろうとは何か

食べること、飲み込むことに障害のある人の胃につくった小さな穴のことを「胃ろう」と呼び、そこに取り付けられた器具を「胃ろうチューブ」という[5]。これは、経皮的内視鏡的胃ろう造設術（PEG）という方法によってつくられることが多い。胃ろうチューブにバッグに入れた流動食をつなぐことで、直接、栄養が胃に送り込まれるしくみになる。

この方法は、1970年にガウデラーとポンスキーによって紹介された手術法であり、当初は欧米で小児患者を対象に行われていた。わ

が国においては，急激な高齢化や在宅医療の推進から欧米をしのぐ勢いで広まっている。

3）オタワ意思決定支援ガイド

　カナダには，患者・家族の意思決定とその支援を専門に研究している機関（Ottawa Health Research Institute；OHRI，以下OHRI）がある。この機関に所属する看護師で研究者のオコナーは，意思決定を「何もしないという決定を含め，どの選択肢を選ぶかを決めるプロセス」[6]と定義している。さらに，適格な意思決定者が，「選択可能な行動指針が提示されているかどうか」「プラス面とマイナス面の見込み」「これらの影響の望ましさあるいは価値」[7]を理解し，

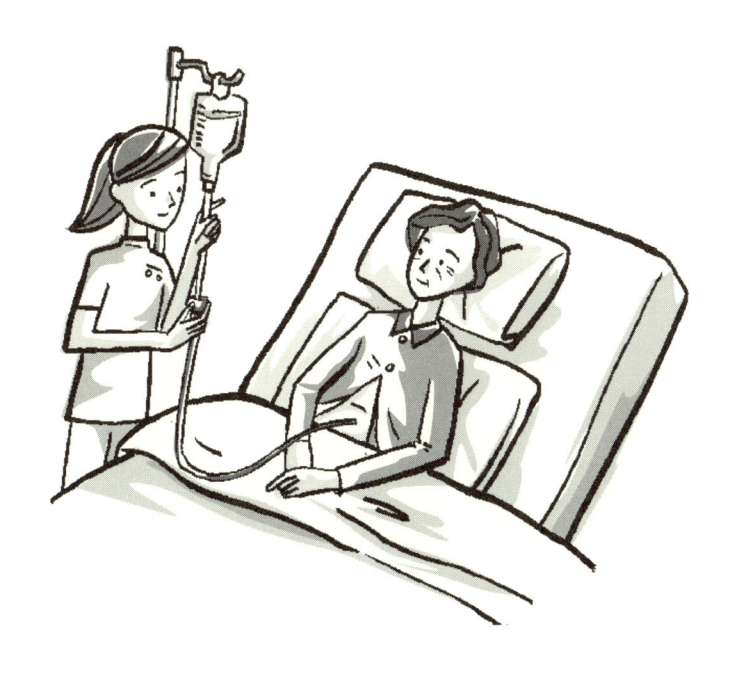

考慮する必要があると述べている。通常，人は，価値ある結果を達成でき，好ましくない結果を避けることができそうなオプションを選ぶ傾向にある。しかし，医療に関する決定で提示される選択肢は，「プラスの結果とマイナスの結果の両方がある」「それぞれの選択肢によってプラスの結果が異なる」[8]といった特徴をもっている。このように，願望をすべて満たすことができる選択肢は存在せず，リスクのない選択肢は存在しない。このような状況は「選択的ジレンマ」[9]と呼ばれる。

　Aさんの事例で考えると，B男さんとC子さんにとって「選択可能な行動指針」とは，「胃ろうをつくること」または「胃ろうをつくらないこと」となる。「プラス面とマイナス面の見込み」については，はっきりしない状況である。このまま胃ろうをつくらないと栄養状態が悪化していく点は，胃ろうをつくらない場合のマイナス面であるといえる。Aさんにとっての「これらの影響の望ましさあるいは価値」も，はっきりしない状況である。

　それでは，意思決定の途上にある人々を，医療者はどのように支援していけばよいのだろうか。OHRIでは，意思決定支援を，「人々が選択肢とそれがもたらす結果について十分に情報を提供されて，個人的な価値観を明確にしたうえで意思決定をできるよう支援されること」[10]としている。さらに，意思決定を阻む障害を評価し，意思決定を支援するためのツールとして，「オタワ意思決定支援ガイド（Ottawa Personal Decision Guide）」[11]を開発した。これは，当事者と医療者が，直面する障害を特定し，解決し，意思決定の各段階に進むのを助けるための一種の枠組みとして利用することができる。具体的には，以下のステップを踏むことで，当事者の知識，価

値観，支援を探ることができる。
① 当事者が，各オプションと結果について知識をもっていることを確かめるために，主要なメリットとリスクをリストアップする。
② 当事者がもっとも起こりそうなメリットとリスクにアンダーラインを引く。
③ 当事者にとってメリットとリスクがどの程度重要か価値観を示すために，星（1つから5つ）をつける。

このステップにより，当事者は，意思決定のプロセスを医療者と共有することができ，医療者は，当事者の価値観に基づいた意思決定を支援することが可能になる。

ここで紹介した「オタワ意思決定支援ガイド」は，意思決定することができる個人を対象に開発されたものであるため，事例のようにAさんに代わって意思決定を求められているB男さんとC子さんがすぐに活用できるものではない。次項で，B男さんとC子さんのように，本人に代わって意思決定をする人を対象にした意思決定支援ガイドを紹介する。

4）高齢者の胃ろう造設に関する意思決定支援ガイド

① 高齢者の胃ろう造設に関する意思決定支援ガイドの概要

OHRIでは，特定の健康問題に関する意思決定支援ガイドを作成している。ここでは，事例に登場したような自分で意思決定をすることができない高齢者の胃ろう造設に関する意思決定支援ガイドを紹介する。このガイドは，高齢者に代わり意思決定をする人が「摂

食・嚥下障害」「栄養チューブ」「代理意思決定」「栄養チューブ留置の利点と欠点」「治療の選択肢」「判断の方法」などを学ぶことができる構成になっている。

　筆者の臨床経験では，胃ろうをつくるか否かを決定するのは，患者の家族であることが多く，その選択には医師の説明の仕方が大きく影響していた。たとえば，医師が「このまま何もしないと○○さんは確実に衰弱し，死を迎えます」というような説明では，家族は"胃ろうをつくらないこと＝患者本人を見捨てること"という思いを抱き，患者本人の意思を汲み取れないまま，胃ろうをつくることを選んでしまうだろう。胃ろうをつくるか否か選択を委ねられた家族が，患者本人にとってのメリットとデメリットを慎重に検討し，患者本人の意思を尊重した選択をするうえで，これから紹介する意思決定支援ガイドは有効でないかと考える。OHRIが作成した意思決定支援ガイド（Making Choices：Long Term Feeding Tube Placement in Elderly Patients)[12]を筆者が翻訳し，その内容を紹介する。

②　胃ろうのメリットとデメリット

　事例に登場したＡさんのように，認知症をもつ高齢者にとって，胃ろうのメリットとデメリットはどのように考えればよいのだろうか。表3-1のように整理して考えることができる。

　メリットとデメリットを踏まえて検討した結果，代理意思決定者が胃ろうをつくらない選択をしたとしても，それは本人に対して「まったく何もしない」ことを指すのではない。医療者や家族が本人の生活の質（QOL）を高めるためのケアを提供することができる。たとえば，食事の介助をすることや本人の口を氷で湿らせること，

表3-1　胃ろうのメリットとデメリット

メリット	デメリット
・患者が再び食事が摂れるまで回復する可能性があること ・患者はより多くの栄養を摂ることができること	・軽度もしくは重度の出血，感染，チューブによる問題，死亡など胃ろう造設による合併症 ・栄養チューブが腹部に設置されていることにより患者がイライラして落ち着かなくなる可能性があること ・栄養チューブにより介護を受ける場所が制限される可能性があること

痛みがある場合の薬剤による痛みの抑制，呼吸障害がある場合の酸素吸入などがあげられる。

そのため，選択肢の1つ目として，胃ろうをつくる＋本人の生活の質（QOL）を高めるためのケアを提供する，2つ目として，胃ろうをつくらず，本人の生活の質を高めるためのケアのみを提供すると考えることができる。

③　代理意思決定

代理意思決定とは，「健康管理に関する判断を自分自身で行うことができない人のために意思決定を行うこと」とすでに述べた。先に示した代理意思決定のプロセスを，事例にあてはめて考えてみよう。Aさんの代理意思決定者は，同居している家族のB男さんとC子さんになる。B男さんはAさんの長男であり，C子さんはAさんの義理の娘で主に介護を担ってきた。この2人は，Aさんにもっとも近い近親者であり，意思決定を行う代理人としてふさわしいと考えら

れる。

　続いて，ここまで紹介してきた意思決定支援ガイドに含まれる「チューブによる栄養法導入を検討するための個人用ワークシート」（図3-1）に基づいて，Aさんにとって，胃ろうをつくるほうがよいのか，つくらないほうがよいのか検討する。

❶　Aさんの健康状態

　初めに，胃ろうを造設することの利点（症状が回復する可能性）を考慮する。Aさんの場合，基礎疾患である認知症が回復する可能性は低く，再び自分で食事ができるようになる見込みは低い。Aさんは現在，非常に重い栄養失調状態にあるといえる。C子さんの介助でもほとんど食べられなくなっていることから，食事の介助を受けても食事を続けることは難しい。

　ほかの考慮すべき事項として，Aさんは85歳以上であり，栄養不良状態にある。過去に悪性腫瘍と診断されたことはないが，高齢であり栄養不良という状態は，胃ろう造設後の生存率が低いといわれている。むせることが多くなってきたことから，誤嚥をしていると考えられる。

　続いて，胃ろうを造設することの欠点を考慮する。感染や出血といった胃ろう造設に伴う合併症がある。これまで行われた多くの研究結果をみたところ，それぞれ発症する割合は100人中4人，100人中1人以内とそれほど多くない。人によって異なるが，この割合で考えるとAさんが合併症を発症する割合は低いといえる。また，Aさんは寝たきりで言葉を発することもほとんどないことから，チューブによって興奮することやイライラ

図3-1　チューブによる栄養法導入を検討するための個人用ワークシート（Aさんの場合）

❶ 本人の健康状態

利点	他の考慮すべき事項	欠点
症状が回復する可能性 基礎疾患 　　認知症 ＿＿＿＿＿＿＿＿＿ ＿＿＿＿＿＿＿＿＿ 回復の見込み □ あり　☑ なし □ 不明 再び自分で食事ができるようになる見込み □ あり　☑ なし □ 不明 栄養状態が改善する可能性 本人は非常に重い栄養失調 ☑ はい　□ いいえ 食事の介助の可能性 ☑ あり　□ なし □ 多分	生存の可能性が減少する要因 本人は85歳以上 ☑ はい　□ いいえ 栄養不良 ☑ はい　□ いいえ 以前に悪性腫瘍と診断された □ はい　☑ いいえ 誤嚥 栄養チューブをつけることにより誤嚥しやすい患者の誤嚥を防止できるとはいえません。	栄養チューブによる合併症 軽度：感染, 出血, 一時的な下痢, チューブによる問題 重度：感染, 出血, チューブによる問題, 死亡 チューブによる興奮（イライラ） 栄養チューブにより患者がイライラして落ち着かない可能性はありますか？ □ あり　☑ なし　□ 不明 特別な施設の必要性 栄養チューブをつけることにより本人が介護を受けられる施設は限定されますか？ □ あり　☑ いいえ □ 不明

↓　↓　↓

生活の質
過去3ヶ月間の本人の生活の質　　□ 良好　□ 普通　☑ 不良　□ 不明 栄養チューブをつけることにより本人が許容できる生活の質が得られますか？ 　　　　　　　　　　　　　　　□ はい　☑ いいえ　□ 不明 栄養チューブをつけることにより生活の質が低い状態が長く続く可能性がありますか？ 　　　　　　　　　　　　　　　☑ はい　□ いいえ　□ 不明

❷

本人が望むことは何ですか？ 本人はこれまでに健康管理についての意思表示を行った事がありますか？ これまでの話し合い □ あり　☑ なし リビングウィル □ あり　☑ なし	リビングウィルやこれまでの話し合い, または本人の信条を基に, 本人が今の状況において栄養チューブのような医療技術を利用することについてどう考えるとあなたは思いますか？ □　　　□　　　☑　　　□ 賛成　　　　　わからない　　　反対

本ワークシートを使用する場合は倉岡有美子の許諾を得ること

する可能性は低いと考えられる。Aさんが胃ろうを造設した後，C子さんが胃ろうから栄養を注入する方法を習得すれば，Aさんは在宅で引き続き過ごすことが可能となり，特別な施設に移る必要はない。以上から，Aさんにとって胃ろうを造設することは利点も欠点もそれほど多くないといえる。

生活の質は，Aさんにとって，過去3か月は決して良好とはいえず，「不良」であるといえる。胃ろうをつくることによりAさんにとって許容できる生活の質を得られる可能性は低く，生活の質が低い状態が長く続く可能性がある。

ここまで説明した内容は，患者本人が自分自身で意思決定をする場面にも用いることができる。続けて説明する❷，❸は代理意思決定の場面ならではの考慮すべきことといえる。

❷ 本人が望むこと

これまで，AさんとB男さん，C子さんの間で，Aさんが口から食べられなくなったらどうするか，という話し合いをしたことはなかった。また，「○○の状態になったら△△して欲しい」といったようなAさん自身の希望を示した事前の指示書もない。以上から，胃ろうをつくることについてAさん自身の考えは「わからない」といえる。

❸ 判断が代理意思決定者に与える影響

この判断が，B男さんとC子さんにどのような影響を与えるか，整理しておく必要がある。「栄養チューブ留置のための個人用ワークシート」（図3-2）に基づいて整理すると，具体的には，罪悪感の程度，他人からのプレッシャーの有無，葛藤の程度，将来の不安の有無があげられる。B男さんとC子さんが，Aさ

んに代わって意思決定をするにあたり，「胃ろうをつくらない」ことを選択するのであれば，罪悪感を感じる可能性は十分考えられる．また，B男さんとC子さん以外のAさんの身内や主治医から，どちらか一方を選択するようにプレッシャーを受ける可能性もある．B男さんとC子さんが，胃ろうをつくるかつくらないか二者から選択するうえで葛藤を抱えることや，胃ろうをつくった後に，引き続きAさんを家で看ることができるのか

図3-2　栄養チューブ留置のための個人用ワークシート

❸ 判断があなたにどういう影響を与えますか？

	あまりない	多少ある	大きい
罪悪感	☐	☑	☐
他人からのプレッシャー	☐	☑	☐
自分の個人的信条と本人の信条との間での葛藤	☐	☑	☐
チューブを継続することに関する将来的な判断についての不安	☐	☐	☑

❹ 決断する前に明確にしておかなければならない疑問点は何ですか？
_____
_____

❺ 誰が栄養チューブをつけることについての判断をすべきですか？
_____
_____

❻ 栄養チューブをつけることについて，総合的にどのような見解を持っていますか？

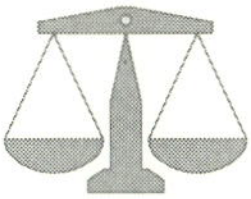

☐　☐　☐　☐　☐　☐　☐　☐　☑
チューブをつける　　　　わからない　　　　サポーティブケアのみ

本ワークシートを使用する場合は倉岡有美子の許諾を得ること

不安に感じることもあり得る。先に示したように，代理意思決定は，代理人にとって非常に難しく精神的な負担となることがあるため，判断が代理人に与える影響について，医療者と共に話し合うことが重要である。

❹　疑問点の明確化

決断する前に明確にしておかなければならない疑問点を，代理意思決定者がはっきりさせておくことも重要である。

❺　最終的に，胃ろうをつくるか否か判断する人

誰が，胃ろうをつくるか否か判断すべきかを明確にする。Aさんの意思が不明な状態では，判断する人はB男さんとC子さんということになる。Aさんを担当している医療者に相談することで，意思決定をするうえで支援が得られるであろう。

❻　胃ろうをつくることについての総合的な見解

❶～❺を踏まえて，総合的に，胃ろうをつくるのか，胃ろうをつくらずに本人の生活の質を高めるケアのみを受けるのか決定する。

B男さんとC子さんは，Aさんに胃ろうをつくらず，生活の質を高めるケアのみを提供することを選択した。読者のみなさんなら，どちらを選択するか考えてみよう。

カナダでは，この意思決定支援ガイドを，胃ろうをつくるか否か検討している患者の家族に使用したところ，意思決定の際の葛藤が減り，詳しい情報に基づく意思決定が促された，という研究結果[13]が示されている。日本においては，筆者が同様の研究を行っている途上である。

高齢者の場合，認知機能に問題があるなどの理由で，本人による意思決定が困難なことが多々ある．そのときに，本人に代わって意思決定をした家族は，この選択でよかったのか，患者本人は自分がくだした決断に賛成してくれるだろうかと思い悩むこともある．

　そのため，ここで紹介したワークシートのように意思決定のプロセスを書き残すこと，プロセスをほかの家族や医療者と共有することで代理意思決定者の葛藤を軽減できると考える．家族間で意見が異なる場合にも，このワークシートがコミュニケーションツールとなり，異なる意見の整理をすることが可能となるだろう．

　重要なことは，ただ，意思決定支援ガイドやワークシートを使用するだけでなく，これらをもとに，意思決定の過程を他者から見えるようにし，代理意思決定者が必要に応じて医療者からの支援を受け，患者本人の意思を尊重した決断をくだすことができることにある．医療者は，常に医療を受ける人々の「意思決定を支援する」姿勢をもつことが必要である．

（倉岡（野田）有美子）

（本稿は，平成22-23年度文部科学省科学研究費補助金（研究活動スタート支援）を得て行っている研究の一部である．）

引用・参考文献

1) Buchana, A.：Deciding for others, *Mibank Quarterly*, 64（suppl2）, 17-94, 1986.
2) Mitchell, S.L., Tetroe, J.M. et al.：Making Choice：Long Term Feeding Tube Placement in Elderly Patients, Ottawa Health Research Institute, 2001. http://decisionaid.ohri.ca/docs/Tube_Feeding_DA/PDF/TubeFeeding.pdf
3) 前掲2), 14
4) 北川公子：系統看護学講座　専門分野Ⅱ　老年看護学, 67, 医学書院, 2010.
5) PEGドクターズネットワークホームページ：http://www.peg.or.jp/eiyou/peg/about.html
6) O'Connor, A.M., Jacobsen, M.J.：Decisional Conflict: Supporting People Experiencing Uncertainty about Options Affecting their Health, 3, Ottawa Health Research Institute, 2007.
7) 前掲6), 3
8) 前掲6), 3
9) 前掲6), 3
10) OHRIホームページ：http://decisionaid.ohri.ca/index.html
11) OHRIホームページ：http://decisionaid.ohri.ca/docs/das/OPDG.pdf
12) 前掲2), 1-43
13) Mitchell, S.L., O'Connor, A.M.：A Decision Aid for Long-Tube Feeding in Cognitively Impaired Older Persons, *JAGS*, 49（3）, 313-316, 2001.

第4章
小児医療における代理意思決定とその支援

1 小児医療における意思決定の特徴

　小児医療においては，医療を受ける対象が成長発達過程にある子どもであることから，家族が代理の意思決定をすることになる。また，子どもは成長発達に伴い自分の意見をもち，他者に伝えることができるようになる。そのため，周囲の大人は，子どもの成長発達の状況を慎重に考慮したうえで，子どもを意思決定の参加者として尊重していく必要がある。

　治療や検査に対する意見が親と医療者で一致しない場合，医療者は，「はたして親の意思を子どもの意思と等しいとみなすことが適切なのか」と，難しい問題に直面する場合がある。さらに，そこに子どもが意思決定の参加者として加わることで，意思決定プロセスはより複雑となる。たとえば，余命わずかな子どもが，自分の病名や予後を知ったうえで「もう治療を受けたくない」と言い，親は「治療をして欲しい」と望んだとき，医療者はどのような姿勢で意思決定支援に取り組むべきであろうか。

　本章では，まず，意思決定における親の権利と子どもの権利の前

提となる考え方を確認したうえで，事例を用いて小児医療における代理意思決定のあり方について考える。

2 意思決定における親の権利と子どもの権利

わが国には，民法において，親権が言及されている。親権というと，その語感から「子どもについての意思決定に関する親の絶対的権利」ととらえる人がいるかもしれないが，それは誤解である。親権とは，子どもの利益を中心とした概念である。このことは2011年6月に公布された改正民法にも明確に打ち出されている。改正後の民法第820条には，「親権を行う者は，子の利益のために子の監護及び教育をする権利を有し，義務を負う」と定められている。法的側面から考えると，医療現場において親が代理の意思決定者となり得るのは，親が子の利益を考えることを前提として親権を有しているからであるととらえられるであろう。それでは，親が子の利益を考えられない場合，子の利益につながる行動をとれない場合，親権はどうなるだろう。その場合，「親権喪失」や「親権停止」の審判をすることができる（民法第834条，第834条の2）。これらの審判は，子，その親族，未成年後見人，未成年後見監督人または検察官の請求により行われる。親権は子どもの利益を中心としているため，虐待事例などでは親権の喪失や停止を求めることができることは，医療者が認識しておくべきことである。

それでは，子どもの権利とは，どのようなものだろうか。子どもの権利については，子どもの権利条約（児童の権利に関する条約）に規定されている。子どもの権利条約は，1989年に国連総会で採択され，日本は1994年に批准した。日本ユニセフ協会[1]は，子どもの権利条約の4つの柱として「生きる権利」「守られる権利」「育つ権利」「参加する権利」をあげている。ここでは，子どもが自分に行われる医療行為に関する意思決定に「参加する権利」について考えてみよう。子どもの権利条約では，「締約国は，自己の意見を形成する能力のある児童がその児童に影響を及ぼすすべての事項について自由に自己の意見を表明する権利を確保する。この場合において，児童の意見は，その児童の年齢及び成熟度に従って相応に考慮されるものとする」（第12条第1項）と定められている。小児医療において，子どもは自分に影響を及ぼす医療行為について意見を表明する権利が確保され，その意見は年齢および成熟度に従って考慮されると考えることができるだろう。

なお，小児医療において，米国小児科学会の生命倫理委員会[2]は，小児科の臨床にインフォームドコンセントを適用するために，親の許可と患者のアセントという2つの概念が必要であることを述べている。患者のアセントとして，①患者が自分の状態について発達に応じた理解を得られるよう支援する，②検査や治療で予測できることについて患者に説明する，③患者が状況をどのように理解しているか，また，患者の反応に影響を与える因子を臨床的に査定する，④提案されたケアを受け入れる患者の意欲の表現を引き出す，の4点をあげている。また，代理人による同意の問題について，小児のヘルスケア提供者は，ほかの誰かが表現することではなく，その小

児患者のニーズに基づいて正当なメディカルケアを提供する法的・倫理的義務があると言及している。

　日本看護協会[3]は,「小児看護領域の看護基準（1999年11月）」において，小児看護領域で特に留意すべき子どもの権利と必要な看護行為として，説明と同意の項目を明示している。本項目では，子どもは，子どもの理解し得る言葉や方法を用いて治療や看護に対する説明を受ける権利を有していることや，子どもが受ける治療や看護は基本的に親の責任においてなされるが，子どもの発達に応じて治療や看護について判断する過程に子どもは参加する権利があることが示されている。このように，子どもが意思決定に参加することの重要性は，職能団体による自主規制という形でも推奨されている。

　それでは，医療行為を受ける子どもが障害児や乳児など自分の意見を表明できる状況にない場合，子どもの意見をどのように汲み取ればよいのだろうか。子どもの権利条約では，「（前略）父母又は場合により法定保護者は，児童の養育及び発達についての第一義的な責任を有する。児童の最善の利益は，これらの者の基本的な関心事項となるものとする」（第18条第1項）と定められている。前述した民法第820条と同様に，ここでも子どもの養育と発達に関する責任は，父母が子どもの最善の利益を考えることを前提としている。小児医療において，医療者は，父母が子どもの最善の利益を考えて意思決定できるよう，支援することが求められる。

3 子どもの最善の利益に正解はあるのか

　子どもの最善の利益と一言に言っても，それがどのような状況を指すかは，時代や文化や宗教，また個人の信念によって左右される。実際にあった海外事例[4)5)]を1つ紹介しよう。

　アシュレイちゃんは，アメリカのシアトルに住む9歳（2007年当時）の女の子である。彼女は，脳障害により，自力で座ることも寝返りを打つこともできなければ，話すこともできない。両親のブログ[5)]によると，認知能力，知的能力，身体発達能力は生後3か月から同じレベルである。彼女は6歳半のとき，思春期早発症のサインを見せた。そして，2004年に月経と月経痛をなくすために子宮摘出を，乳房の発育を防ぐため胸部の芽状突起の切除を受けた。その後2年半にわたり，からだの大きさを小さく留めるために高用量エストロゲン治療を受けている。両親は，「身長と体重の縮小の主な利点は，アシュレイちゃんをより頻繁に移動させられること。それは彼女の健康とウェルビーイングのために非常に有効です」と述べている。テレビや天井を見つめてベッドに横になっているより，小旅行や社会的な集まりにより多く連れて行けるということだ。

　あなたは，この話を聞いてどのように思っただろうか。「脳障害はあるものの，生命に危険のある状況でない子どもの発育を遅らせるような治療は，倫理的に認められるものなのだろうか……」，そう思わなかっただろうか。または，「体が小さいほうが移動や入浴介助が楽にできるから，毎日，いろいろなところに出かけて刺激を受けら

れるし，清潔だって維持できる。そのほうがアシュレイちゃんのQOL（quality of life；生活の質）は高まるだろう」と賛成した人もいるかもしれない。

　アシュレイちゃんの両親は，子どもの幸せを願った結果として，一連の治療を行う決心をした。まずは両親がこのように考えるようになった背景を理解することが，アシュレイちゃんの最善の利益を模索する第1歩となるだろう。もしも，アシュレイちゃんが十分な社会的支援を受け，からだが大きくても容易に外出ができるような環境があったら，両親は違う結論を出したかもしれない。国民一人ひとりが障害児に温かい手を差し伸べるような状況があれば，どうだっただろうか。

　私たちは，自分が常識だと思っている世界が，ほかの人にとってもそうであると思いがちである。しかし，それこそが，子どもへの医療行為について選択するときに，医療者が陥りやすい過ちである。子どもの最善の利益とは，目に見えない曖昧なものだからこそ，小児医療における意思決定において，親の価値観と医療者の専門性，可能であれば子どもの意見を基盤とした話し合いが求められている。アシュレイちゃんの治療にしてみても，それが正解か否かは，白黒はっきりとつけられる問題ではない。その時代や国における医療技術，福祉，育児の環境，関係者の価値観など，さまざまな側面から子どもの最善の利益を検討することが求められる。そして，医療者に求められることは，私たちは自分の価値観（それは，往々にして"日本人"の"医療者"として育まれた価値観であったりする）から物事を判断しているということ，そして，目の前にいる子どもの両親は自分と違う価値観をもっていることを自覚することであ

る。アシュレイちゃんの事例を読み，あなたが抱いた感情はどこからきているか，その背景を考えてみてほしい。

　違う価値観をもった者同士が，治療や検査の意思決定で合意に達することは容易ではない。しかし，子どもの最善の利益が曖昧に思えるような状況においてこそ，子どもの最善の利益をどう考えるべきか，子どもの最善の利益につながる選択肢は何かを親と医療者，可能であれば子ども本人が話し合いに参加し，選択に至るプロセスが重要である。

　アシュレイちゃんの事例は，治療法が特殊であっただけに，目を引く話題であった。しかし，子どもの最善の利益の判断が難しい状況というのは，わが国の小児医療の臨床においても出会うことが多い。次項では，アシュレイちゃんと同様に脳障害をもった子どもの胃ろうについての事例を取り上げ，意思決定支援のあり方について検討する。

4 子どもの最善の利益を中心とした話し合い―事例を通して

事例：重症心身障害児への胃ろう

　Aちゃん（9歳，女児）は健常児として生まれたが，3歳のときに，家族で川遊びに行った際，川で溺れてしまい低酸素性脳症となり，重症心身障害児となった。家族構成は，父親，母親，Aちゃんの3人である。Aちゃんは，自力で座位を保つことができず，専用

の車いすを使用している。言葉を話すことができないが，笑い声，
啼泣（ていきゅう）などで自分の快・不快を表現することができる。嚥下困難が
あり，十分な食事量を経口で摂取することが難しい。そのため，家
庭では，経口摂取で不足した栄養を補うために経鼻経管栄養法を併
用している。父親は仕事に忙しく，母親Ｂさんが中心となりＡちゃ
んのケアを行っている。

　Ａちゃんは，この１年間で食事中にむせ込むことが増え，誤嚥性
肺炎で２回入院している。前回の退院時には，主治医から「最近は
誤嚥も増えてきていますので，経口摂取を続けることはＡちゃんに
とって危険です。それに，経鼻胃管は，鼻や喉への刺激になって分
泌物が増えますから，呼吸状態が安定しない原因となっています。
そろそろ経口摂取はやめて，胃ろうをつくったほうが，Ａちゃんの
呼吸状態は安定すると思いますよ」と胃ろう造設術と経口摂取の中
止を勧められた。母親Ｂさんは，「考えておきます」と言ったきり，
病院受診時にはこの話題を避けている。

　ある日，訪問看護師Ｃさんに母親Ｂさんは次のように語った。「Ａ
ちゃんの胃ろうの手術を主治医から勧められているんだけど，どう
しても嫌なの。だって，胃ろうをつくったら，口からものを食べる
ことをあきらめちゃうみたいで。この子，自分でお話ができるわけ
でもないし，外に歩いて遊びに行けるわけでもないし，本当に刺激
の少ない生活だと思う。でも，この子は，味がわかっているの。生
クリームをあげるとニコッとしたり，酸っぱいものをあげるとしか
めっ面をしたり。この子の楽しみを取り上げたくないのよ」。

　訪問看護師Ｃさんは，Ａちゃんが誤嚥性肺炎を繰り返すことによ
り，肺野へのダメージが進行し呼吸機能に悪影響を及ぼすことを懸

念している。確かに，以前はAちゃんも経口摂取を楽しんでいたが，最近では経口摂取が逆にストレスになっているように見え，そろそろ止めたほうがよいのではないかと考えている。

　訪問看護師Cさんは，「お母さんは，最近，Aちゃんがご飯を食べにくそうだなって思うことはないですか」と聞いてみた。すると，「実は，最近はご飯を食べるのに1時間以上かかっちゃって……，口を開けないことも多いのよ」と，母親は子どもの変化に気づいている様子であった。「1時間もかかるんじゃ，お母さんもAちゃんも大変ですね。1度，Aちゃんのお口で食べる機能がどのくらいの状況か，検査してもらうといいかもしれませんね。VF検査（videofluorgraptic examination；嚥下造影検査）という誤嚥の程度がわかる検査が，主治医の先生のいらっしゃる病院でできるはずだから，私からも先生に言っておきましょうか」，「そうねぇ，お願いしようかな」。

　この訪問の後，訪問看護師Cさんは，主治医に対してAちゃんの母親がVF検査に興味をもっていること，経口摂取の継続を希望していることを伝えた。

　VF検査を終えて次の訪問日，母親Bさんは訪問看護師Cさんに次のように語った。「検査に同席させてもらって，嚥下の映像を見たんだけど……。今までは食べ物が，ちゃんと口からなくなっているから，飲み込めていると思っていたけど，ほとんど気管に入ってたの。あの映像を見ると，怖くて食事介助なんてできなくなっちゃったわ」。

　母親Bさんは，それを機に胃ろうについて真剣に検討を始め，Aちゃんの夏休み中に手術を受けることを決めた。口で味わう楽しみ

を大切にしたいという思いは捨ててはいない。今までのように，全量摂取を目指した食事介助ではなく，訓練士の指導のもと，1日1回，子どもの様子を見ながら，プリンやヨーグルトをほんの少し舌にのせている。「たくさん食べさせなくちゃいけないと思って私が躍起になっていた頃よりも，Aちゃんも私も食事の時間を楽しむようになったみたい。プリンの容器を見ると，Aちゃんは目を輝かして待っているのよ」。

Aちゃんの最善の利益を親と医療者が話し合うプロセス

　ここでは，事例を通して子どもの最善の利益を中心とした話し合いについて考えてみる。子どもにとっての胃ろう造設の利点と欠点について，親と医療者が共通理解を得るためには，子どもが現在体験している状況，つまり経口摂取を子どもが楽しんでいるのかどうか，経鼻チューブ挿入に伴う苦痛が生じていないのかなど，子どもの立場から，情報を解釈する必要がある。

　親は，子どもに一番近い存在として子どもの日々の様子をとらえていることが多い。事例で母親Bさんが経口摂取を大切に思っているのも，食事中の子どもの豊かな反応を知っているからである。しかし，親は，医療者から自分と異なる意見を一方的に押しつけられた場合などは特に，自分の考えていることを医療者に伝えにくくなってしまう場合がある。医療者は，母親が経口摂取や胃ろうについて考えていること，心配していることなどを話しやすい環境をつくり，母親の思いと子どもの日頃の様子について理解をする必要がある。

　一方，医療者は，専門的立場から誤嚥の程度や今後の見通しなど

を助言できる立場にある。たとえばVF検査の結果，誤嚥の程度が深刻であるということがわかれば，その検査データをもとに，経口摂取を続けることの危険性を具体的に伝えていくことができる。この事例では，母親Bさんは，検査に同席することで子どもの誤嚥の状況を視覚的にも理解することができた。母親が子どもの体験している状況や身体的苦痛について実感を伴って理解できるよう支援することが医療者に求められる。

　このようにお互いがもっている情報や価値観を共有したうえで，経口摂取による子どもの楽しみを継続する方法や，胃ろうをつくることが子どもの現在と将来にどのような影響を及ぼすのか，親と医療者が共に話し合うことが必須である。

　今回の事例では，親と医療者が合意に達することができた。しかし，どんなに医療者が話し合いを試みても，親との合意に達することができないケースもある。たとえば，AちゃんのS事例において，もしも母親がVF検査の結果を見てもなお，「この子は誤嚥をしていても食べることを楽しんでいる」と主張し，医療者の助言に反して全量摂取を目指して食事介助を続けていたら，医療者はどうすればよいのだろうか。

　まず，医療者は，自分の考えを一方的に押し付けていないか，親の気持ちを理解しようとしているか振り返ることが必要である。話し合いの席には子どもにとって重要な家族（時には祖父母や親戚），医師・看護師・リハビリテーション専門家など子どもに関係する医療者，ソーシャルワーカーなど福祉職が出席し，さまざまな側面から子どもにとってよりよい選択肢を話し合うことも大切だろう。

　治療を受けることでAちゃんのQOLが向上し，治療に伴うリスク

が少ない（つまり，明らかに治療を受けることによる利点が欠点を上回っている）と判断した場合，医療者は，上記のような話し合いを継続する一方で，子どもの状態をモニタリングし，いつまで治療の開始を待つことができるかアセスメントする必要がある。低栄養状態や呼吸機能の悪化により，医療者が子どもの生命に危険が及ぶと判断しても親が治療を拒否し続ける場合は，第三者機関（病院の倫理委員会や児童相談所）の介入を検討するべきだろう。

　小児医療における意思決定で忘れてならないのは，常に子どもの最善の利益が中心にあるということである。しかし，子どもの最善の利益とは何かという判断は，時代や文化によって影響されるものでもあり，また，個人の価値観によっても異なる。だからこそ，子どもにとって重要な人，専門知識をもった人が話し合い，答えを出すプロセスが重要であるといえる。

（小泉 麗）

引用・参考文献

1) 日本ユニセフ協会ホームページ：http://www.unicef.or.jp/about_unicef/about_rig.html
2) American Academy of Pediatrics, Committee on Bioethics: Informed Consent. Parental permission and Pediatric Practice, *Pediatrics*, 95 (2), 314–317, 1995.
3) 日本看護協会：日本看護協会看護業務基準集〔2007年改訂版〕, 53–64, 日本看護協会出版，2007.
4) Coombes, R.: Ashley X: a difficult moral choice, *BMJ*, 13, 72–73, 2007.
5) The "Ashley Treatment", Towards a Better Quality of Life for "Pillow Angels". http://ashleytreatment.spaces.live.com/blog

第5章
リプロダクティブヘルスにおける意思決定支援

1 リプロダクティブヘルスと意思決定

　リプロダクション（reproduction）とは，通常「生殖」と訳される。一般的に生殖とは，生物が種族維持を目的として子どもを生みふやすことと記載されている。生物学上，人間は有性生殖を行い，精子と卵子の受精（性交）を通じて両親の遺伝的情報を子孫に伝達していく。また，生物としての性別だけでなく社会的な性（ジェンダー）が大きく影響する場合もある。したがって，生殖と性（セクシュアリティ）は切り離せない事象であり，リプロダクティブヘルスは「性と生殖に関する健康」[*1]と通常訳されている。

　本章では，「困難な意思決定」として，前半で出生前検査の受検に悩むカップルと不妊状況にあるカップルの事例を提示した。この決定には，人工妊娠中絶という倫理的な問題やセクシュアリティの揺らぎという複雑な問題が包含されている。また，後半では，意思決定にあたっての葛藤のとらえ方と意思決定支援のガイドとなる「オタワ意思決定支援ガイド」に触れたうえで，前半の事例に簡単な解釈を与えたほか，最後に，最新の枠組みとしてのシェアードディシ

ジョンメイキング（SDM；shared decision making）の考え方にもごく簡単に言及している。後半は意思決定支援の１つのアプローチとして参照いただきたい。

2 リプロダクティブヘルスに関する意思決定の特徴

1）クライエント（難しい意思決定に直面して相談を必要としている当事者）の困惑

リプロダクティブヘルスに関連する意思決定の特徴を表5-1に示

表5-1 リプロダクションにおける意思決定の特徴

- 決定者：パートナーとの合意が必要となる（例：不妊治療，避妊，出産，人工妊娠中絶）
- 決定の時期：妊娠の場合は，時間的制約がある（例：人工妊娠中絶，妊娠の時期，母乳哺育（育児）か）
- 情報の制限：正確な情報の入手が困難
- 支援の制限：支援の資源とアクセスの手段が乏しい
- 決定の圧力：社会の価値観，家族の価値観に影響される倫理的問題として合意が得られていない
- 支援者の葛藤：支援者の倫理的価値観とのズレがケアに影響する場合がある
- 決定の影響：次世代への影響（例：乳がんの遺伝子検査，卵巣の機能温存治療）
- 決定の影響：セクシュアルアイデンティティへの影響（例：不妊検査，乳房切除，卵巣切除）

した。そのなかで意思決定が難しい理由について，以下の3つをあげて説明する。

① 性交，妊娠，出産という生殖に関する意思決定は両者（パートナー同士）の合意が必要となること。特に人工妊娠中絶は，親とは別人格である子ども（胎児）の生命に関する意思決定を親が行うことになる。

② 不妊に関する検査は，その原因を明らかにすることが「男らしさ」と「女らしさ」というその人のアイデンティティを損なってしまうことがあること。また，病気を子孫に引き継ぐという罪悪感を招く可能性もある。

③ 遺伝学的検査（染色体検査，遺伝子検査等）は，検査の実施に同意している当事者の遺伝情報を明らかにするだけでなく，生物学的な遺伝情報を共有する親族にも影響を及ぼす。親族は自らの遺伝情報など知りたくないかもしれない。

これらのことは，「決められなくて困っている」クライエント自身はうまく言語化できないことが多い。「決められない」「困惑している」状況では，クライエント自身がその原因がわからないためにどうしようもなくなっているという場合が多いのである。特に自分自身のなかのセクシュアリティや病気に関する「困惑，葛藤」すら曖昧であるなかで，パートナーの側の「困惑，葛藤」を理解することは大変難しい。パートナーとの関係性は，不妊状況等をきっかけにしてうまくいかなくなる場合もあるし，そもそも以前から関係性がうまくいっていない場合もある。「子どもを産む」ということについても，「多分相手も同じように思っているだろう」という推測で判断していて，パートナーに本意を確認していない場合が少なくない。

看護職をはじめ意思決定を支援する人は，なぜ意思決定が難しくなっているのかを「一緒に」考えるような「問い」をクライエントに投げかけて，まずは問題（難しくなっている理由）を「共有」することから始めることになる。

2) 医療者の側の困惑

　また，このような課題への医療の支援のあり方に関して，医療者がジレンマを感じる場面も生じやすい。たとえば，人工妊娠中絶，着床前診断，代理母出産などは，文化，宗教，時代によりその医療行為の是非についての倫理的な判断が異なる。そのため，支援する医療者も自らの価値観が揺さぶられる体験を味わう。また，遺伝子や染色体の変異に対しての治療法はまだ研究段階にあり，治癒を目的とする治療という選択肢のリスクが高い（あるいは選択肢そのものが存在しない）といった限界を感じる場面も多い。

　医療者は，クライエントにかかわる際に，「自分はどこまで支援をできる状況にあるのか」を自ら判断しなければならない。

事例 1 出生前検査／診断

状況

　Aさんは38歳の女性。夫は40歳。3年前から不妊治療を始め，今回5回目の体外受精（IVF；in vitro fertilization）で妊娠し，現在妊娠12週になる。その前の治療で1度だけ妊娠反応が確認されたことがあるが，そのときは胎児の心拍が見えずに流産している。

不妊治療を受けていたのは都内のクリニックであったが，妊娠した後は，紹介状を書いてもらって，別の総合病院で妊婦健診を受けている。

羊水検査という選択肢

　Ａさんは，万一流産したとしても落ち込まないように，妊娠したことは夫以外の誰にも話さなかった。総合病院の主治医から「妊娠10週ですね。心拍も見えたから，まあ今回は大丈夫でしょう」と言われたとき，Ａさんは涙を流して喜んだ。

　ある日，2年前に出産した同級生の友人にようやく妊娠したことを告げた。すると友人は「よかったわね。本当に治療よくがんばったね。それで，この年齢だし，羊水検査は受けるんでしょ？　私は受けたわよ」と言われた。Ａさんは，不妊治療を受けている間は，まずは妊娠することが目標で，妊娠しなかったときに落ち込まないようにするため，妊娠後のことは考えないようにと夫婦で話し合ってきた。

　年齢が高くなるとダウン症候群の子どもが生まれる確率が高くなるということは，以前聞いたことがあった。しかし夫婦でそのことを話したことはなかった。帰宅した夫に「羊水検査，受けたほうがいいのかしら」と聞いてみると，夫は「それは受けたほうがいいよ。わかることは全部調べたほうがいい」と答えた。しかしＡさんは心のなかで，"簡単に言うけど，検査を受けるのは私なのに……。"と少しむっとした。

羊水検査について病院に問い合わせ

　Aさんは，総合病院に電話をした。「羊水検査を受けたいのですが……」。担当の看護師から遺伝相談を紹介され，翌日予約を入れた。その際，できれば夫婦で来ることを勧められた。

　遺伝相談の当日，担当の看護師から「今日こちらにお見えになった経緯についてお話しいただけますか？　また，今回の相談でどういったことを期待しておられるのか教えてください」と尋ねられた。Aさんは，「年齢が高くなるとダウン症候群の子どもが生まれやすくなると聞きました。そこで，羊水検査について尋ねたら，こちらの相談窓口を紹介されました。羊水検査はみなさん受ける検査なのですか？　おなかに針を刺すって聞いたのですが，赤ちゃんは大丈夫なのでしょうか？」などと質問した。

　看護師からは「ご夫婦でどのあたりまで話し合われていますか？　すでに検査は受けるということは決めているのでしょうか？　また，検査結果が出た後のことも話し合われていますか？」と尋ねられた。すると夫が，「わかることはすべてやってほしいと思います。検査の結果で何がわかるんですか？　もしダウン症候群の子どもが生まれたら，親が先に死んだ後，誰が面倒をみるのかと思うと無責任なことはできないと思っています。そのほかに，母親の年齢が高くなるとどんな問題が起こるのですか？」と答えた。そのときAさんは，視線を落として表情が固くなった。

　看護師から「検査を受けるというのはご夫婦の合意でしょうか？」と尋ねると，Aさんは「……。実は，私は，まだよくわかりません。今日のお話を聞いてから決めてはいけないのでしょうか？　検査の結果の後のことについても，私には，堕ろすことはとても考えられ

ません」と涙を流して話した。

看護師は，この遺伝相談は，羊水検査を含む出生前検査についての情報を提供するための場であり，その話を聞いたうえで，夫婦で検査を受けるかどうか納得して決めて欲しいと伝えた。看護師は，この後既往歴，産科歴の聴取，家系図の作成を行った。

医師による説明

その後，医師からの説明が始まった。医師からは，家系図から判断して特別な遺伝性疾患がないことを説明されたうえで，さらに，①一般的にダウン症候群に限らない先天異常の子どもが生まれる確率，②染色体とその不分離[*2]，③母体の年齢とダウン症候群を含むトリソミー型の染色体異常[*3]の発生率増加，④出生前検査[*4]（母体血清マーカー，超音波検査，羊水検査）の方法とそれで何が診断できるのかおよび検査のリスク，⑤結果が出た場合の選択肢（人工妊娠中絶）とその後のケアなどについて，約1時間にわたって説明を受けた。

説明を受けた後の困惑

医師の説明の後，夫は「羊水検査ですべてがわかるわけではないし，それ以外の異常のほうが多いのですね……。流産する可能性もあるし……。少し考えます」と話した。Aさんは「お腹に針を刺すなんてとても考えられません。流産の確率が1/300あるということだし，破水する可能性もあるということだし……。私は，不妊治療でも流産しているので，もう2度と流産は嫌です。でも，ダウン症候群の子どもを育てられるのか……。もう年齢も高いし。でも，中

絶はもっと嫌だし……。母体血清マーカーは今から間に合いますか？　でも，これも確率でしかでないとなると，余計悩んでしまいそう……。いろいろ話を聞いたら，どうしていいのかかえってわからなくなりました」とこわばった表情で話した。

新人看護師の困惑

　今回の遺伝相談に研修のために同席していた新人の看護師は，先輩看護師に対して「5回も体外受精をしてやっと妊娠したのに，羊水検査を受けるなんて信じられませんよね。そもそも，あのご夫婦はダウン症候群のことを知っているんでしょうか？　もっときちんとダウン症候群の子どもたちのことを知っていれば，羊水検査なんて受けようと思わないのではないでしょうか。ところで，この病院は中絶は行うんでしょうか？　私は，クリスチャンなので，そのケアにはかかわることはできないと思います」などと話した。

事例 2　不妊状況にある人の意思決定

状況

　Bさんは現在37歳。28歳で結婚した。夫婦で働いていたため，2年間は避妊をしていたが，30歳になったときにそろそろ子どもが欲しいと思い始め，以来，避妊をしないようにしていた。基礎体温をつけてタイミング法などを自分で考え，実施もしていたが，妊娠しなかった。その間，夫婦ともに仕事も充実しており，「まあそのうちに妊娠するだろう」という程度に思っていた。
　ところが35歳になって，同級生から「高齢出産」という言葉をよ

く耳にするようになり，少しあせる気持ちが出てきた。インターネットで「妊娠」というキーワードを入れて探したサイトには「不妊」という言葉があった。「私たちって不妊なの？　どちらかに原因があるってこと？　どちらも健康だし，そんなことないと思うけど……」といった不安がBさんの心をよぎった。Bさんは，病院には妊娠したら行くものだと思っていたが，インターネットで検索してみると不妊専門のクリニックが都内だけでも多数あった。

不妊治療に対するBさんの印象

　Bさんは，これまで産婦人科に行ったことはなく，あの内診台にはできるなら上がりたくないと思っていた。「病院に行ったら検査とかいろいろされるのかな……。不妊症なんて言われて，もし自分に原因があったら嫌だな……。夫のお母さんが『女は子どもを生んで一人前』って言っているのを聞いたこともあるし。でも，いざとなれば，何歳になっても，TVタレントのように体外受精して産むこともできるんだから……」などと考えていた。

　以前，Bさんの職場の先輩が不妊治療を受けていると聞いたことがあった。そこで，不妊治療のクリニックのことを尋ねてみると，その先輩は「そうね……。不妊治療の病院も，行くなりすぐ採卵されるなんていう病院とか，いろいろあるわね。私が行っているところは，看護師がよく話を聞いてくれるから，1度相談にいってみたら」と言って，そのクリニックを紹介してくれた。

クリニックに相談することに対する夫の反応

　Bさんは，先輩に紹介された不妊治療のクリニックに行くという

ことを夫に相談した。夫は「そんなに心配なら，まあ，話だけ聞いてみたら。あせらなくても大丈夫だと思うけど。そのうちできるんじゃない？　俺は行かなくていいだろ」といった反応だった。一緒に話を聞きにいってくれると期待していたBさんは，「もう！　2人の問題なのに。もっと真剣に考えてよ！」と思って腹立たしかった。

クリニックでの相談

　クリニックに行くと，看護師がじっくりと話を聞いてくれた。Bさんは「検査をしないで治療する方法ってありますか？」と尋ねた。看護師は「タイミング法のアドバイスはできますが，それ以外の治療は，検査なしではできないと思います」と答え，さらに「お2人で子どもを生むということについて話し合ったことはありますか？」と尋ねてきた。Bさんは，夫がのんびりといつかはできると考えており，自分もいざとなったら体外受精で妊娠するつもりであることなどを話した。

　看護師は，①母体の加齢とともに，妊娠する可能性（妊孕率）が低下すること，②原因にもよるが，不妊治療の効果は30％程度であり，体外受精をしたからといって必ずしも妊娠するわけではないこと，また体外受精には副作用もあること，③検査の結果明らかになった原因によって不妊の治療法は異なること，さらに検査をしても30％は原因不明であることなどを説明した。

夫の意外な反応

　Bさんにとって，自分の年齢が高くなることで妊娠の可能性が低下することや，不妊治療の成績が30％という低い値であることなど

は予想外で、とても落ち込んでしまった。

Bさんは家に帰って夫に看護師の説明内容を伝えた。しかし夫は「ふーん。まあ、体外受精まではしなくてもいいんじゃないの。身体への負担も大きいし値段も高いし。俺は人工的にそこまではしたくないな。子どもは育てたいけど、いざとなれば、俺は養子でもかまわないよ」などと話した。

夫から「養子」という選択肢があがったことはBさんにとっては大変な驚きであった。「そんなことを考えていたなんて……。私は2人の子どもを生みたいのに……」と愕然とした。次回の受診は夫も一緒に不妊クリニックに行って相談することになっているのだが……。

3 どのように難しい意思決定を支えるか

1）この場面での「葛藤」は何か？

① 「よい意思決定」にはいろいろな考え方がある

まず、事例1・2における「葛藤」は何であるのかを考えてみたい。

事例1・2のいずれも、クライエントの葛藤は、来院時よりもむしろ遺伝相談後のほうが高くなっている可能性がある。では、知識や情報の提供は望ましくない結果をもたらしてしまったのだろう

か？　それは，「よい意思決定とは何か」ということにも関係する。

　多くの情報や知識を得たうえで納得して決めることが「よい決定」であると判断する人もいれば，情報や知識よりも自分の直感を信じることが「よい決定」につながると判断する人もいる。また，ある特定の人物や価値観に従うことが「よい決定」と考える人もいる。いずれの場合も「納得して決める」ことが重要であり，「それを知っていればこういう選択はしなかったのに」といった後悔につながるような選択は避けるべきであろう。したがって，知識や情報を得て一時的に「葛藤」が高くなることは，「よい決定」へのプロセスにもなるわけである。ただし，「検査しないことを選ぶ」という意思決定もあり得るという意味で，医療者は「検査ができることを知らせる」ことと「検査結果を知らせる」ことを混同しないよう，必要な情報を注意深く提供しなければならない。

②　葛藤状況を測定する尺度DCS（decision conflict scale）

　しかし，高い葛藤の状況が持続することは健康状態にも悪影響をもたらすとされているので，医療者は経過をフォローする必要がある。意思決定葛藤（DC；decisional conflict）は，看護診断の1項目としても定義されており，それは「自分の人生上の価値観における危機，喪失又は挑戦に関して，せめぎあう行動の中からどれかを選択する際にとるべき行動の方向に関する不確かさ」[1]であるとされる。ここでは「不確かさ」ということが重要な要素となる。

　このような「不確かな」葛藤状況を何とか測定しようとするための尺度は，実は意思決定支援の研究では広く用いられている。図5-1（DCS；decision conflict scale）のうち出生前検査に関するものの

翻訳は筆者が行ったものであるが，出生前検査以外にも，乳がん，前立腺がんなどさまざまな決定の支援の状況でDCSが用いられている。

通常，意思決定支援により葛藤が低下したことをもって，その支援は効果があったものとみなされるが，この尺度は「不確かさ」と「それに関連する因子」「決定の評価」から構成されていることに注目して欲しい。すなわち，意思決定によって不確かさが消失すれば，少なくともその分だけは葛藤が低下するのである。つまり，支援の内容にかかわらず，意思決定という事実自体が葛藤を下げる一定の効果をもつという一面がある。もちろん，意思決定支援の測定にあたっては，「よい決定」とは何なのか，さらに探求して尺度化することが期待されるのは言うまでもない。

③ 事例1の状況解釈

事例1は出生前検査の例である。不妊治療を経てようやく妊娠したにもかかわらず，流産というリスクを伴う羊水検査をするべきか否かについて，情報を得るほどに悩みが高まっている状況が示されている。また，夫婦でも検査に対する考え方が微妙に異なっており，羊水検査（最悪の場合中絶に至るかもしれない）の合意が得られるのかどうかという問題もある。さらに，葛藤はクライエントのみでなくケアにあたる医療者にも及んでいる。自分の価値観と宗教上の理由から，このクライエントの選択を受け入れることに看護師が葛藤を生じている場面が表現されている。

・妻Aさんの葛藤
　- 流産のリスクのある羊水検査を受けるべきかどうか

図5-1　DCS（decision conflict scale）

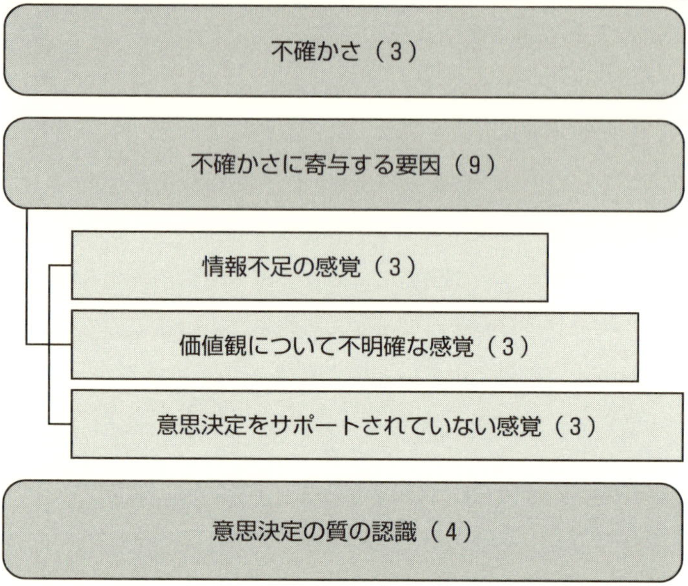

- 不確かさ（3）
- 不確かさに寄与する要因（9）
  - 情報不足の感覚（3）
  - 価値観について不明確な感覚（3）
  - 意思決定をサポートされていない感覚（3）
- 意思決定の質の認識（4）

決定に関する葛藤尺度（出生前検査用）

検査を受けるかどうかを決めることについてあなたの今のお気持ちをお尋ねします。

以下の質問紙1つ1つについて，質問紙の右側に並んでいる数字のなかで，ご自分の気持ちに最も当てはまると思う数字を○で囲ってください。ここでいう「この決定」とは，「検査をうけるかどうか，あるいはいくつかある検査のどれをうけるかどうか決めること」です。

		とてもそう思う	そう思う	どちらでもない	そう思わない	全くそう思わない
①	自分にとってこの決定は簡単だと思う。	1	2	3	4	5
②	この決定をするのにどのようにしたらよいか，自分にははっきりしていると思う。	1	2	3	4	5
③	自分にとって何を選択したら最もよいかはっきりしていると思う。	1	2	3	4	5
④	この決定をするにあたりどんな選択肢があるかわかっていると思う。	1	2	3	4	5
⑤	出生前検査の長所を知っていると思う。	1	2	3	4	5
⑥	出生前検査の短所を知っていると思う。	1	2	3	4	5
⑦	この決定をするにあたり，長所が自分にとっていかに重要であるのかはっきりしていると思う。	1	2	3	4	5
⑧	この決定をするにあたり，短所が自分にとっていかに重要なのかはっきりしていると思う。	1	2	3	4	5
⑨	私が考えている主な選択肢について，どちらがより自分にとって重要なのかをはっきりわかっていると思う。（長所または短所）	1	2	3	4	5
⑩	誰のプレッシャーも受けずにこの選択をしていると思う。	1	2	3	4	5
⑪	この決定をするのに，十分な支援を他の人々から得ていると思う。	1	2	3	4	5
⑫	選択肢について十分なアドバイスを受けていると思う。	1	2	3	4	5
⑬	私の決定は，十分な情報に基づいていると思う。	1	2	3	4	5
⑭	私の決定は，私にとって何が重要かを示していると思う。	1	2	3	4	5
⑮	自分が下した決定を変えることはないと思う。	1	2	3	4	5
⑯	自分の決定に満足している。	1	2	3	4	5

<u>記載年月日： 年 月 日</u>

- 流産のリスクはないが，確率でしかでない母体血清マーカーを受けるべきかどうか
・1年目の看護師の葛藤
　　- 自分とは異なる価値観のクライエントのケアにどうかかわるか

④　**事例2の状況解釈**
　事例2は，「いつかは妊娠できる」と思っていた夫婦が「不妊」と

> **コラム**
>
> ## 不妊の医療機関を受診するかどうか迷っている人のためのサイト
>
> 　日本の不妊症クリニックの数はアメリカよりも多い。これは日本に不妊症患者が多いということではない。多くの場合，不妊症クリニックは，妊娠を希望しているという前提でかかわりが始まるため，本章の事例にあげたように，まず検査から始まることが多い。そのため検査に対応するために医療機関の数も多くなりがちな傾向にあるということである。
> 　この検査から始まることが暗黙の前提であるということによって，日本では「自分が不妊症なのかどうなのかをはっきりさせることにも戸惑いがある」という人々はどこに相談にいけばよいのかわからない状況になっている。
> 　検査をすることの意味，不妊治療の進め方についての事前の情報をウェブ上で紹介しているサイトとして，次を参照されたい。
> http://narimori2.jpn.org/fertility/

いう診断を受けてまで「治療」をするかどうかを決めかねている状況である。「不妊症」は，妊娠を希望しない人にとっては，そのように診断されることもない。しかし，多くの場合，不妊治療クリニックでは「来院すること＝子どもが欲しい＝あらゆる不妊治療に取り組む努力を惜しまない」と判断されやすい。これは医療者側の論理であり，受診するクライエントの準備状態は多様であることにくれぐれも留意しなければならない。

初めて看護師との話を終えた時点でのクライエントの葛藤は以下のように考察される。

・Bさんの葛藤
- 不妊検査を受けるかどうか
- 不妊治療をするかどうか
- 養子という選択をするか

2）「決め方」を支援する「オタワ意思決定支援ガイド」

① オタワ意思決定支援ガイドとは

意思決定支援における介入研究の多くは知識・情報の提供であり，「わかりやすさ」における介入の手段（リーフレットかCD-ROMが媒体となることが多い）を比較する研究が多くみられる。そのなかでも，意思決定支援のツールとして「オタワ意思決定支援ガイド（Ottawa Personal Decision Guide）」（図5-2のほか第3章2-3）も参照）は，乳がん，前立腺がん，更年期障害，出生前検査等に広く用いられている。

図5-2 「決定の支援」としての包括的支援ツール
オタワ意思決定支援ガイド（Ottawa Personal Decision Guide）の5段階

1：意思決定を明確にする
2：意思決定における自分の役割を特定する（1人で決めたいのか，誰かと決めたいのか）
3：自分の意思決定のために必要なことを見極める（選択肢に関する情報の不足，価値観の再確認）
4：選択肢を比較検討する（選択肢をあげメリット／デメリットを検討する）
5：次のステップを計画する

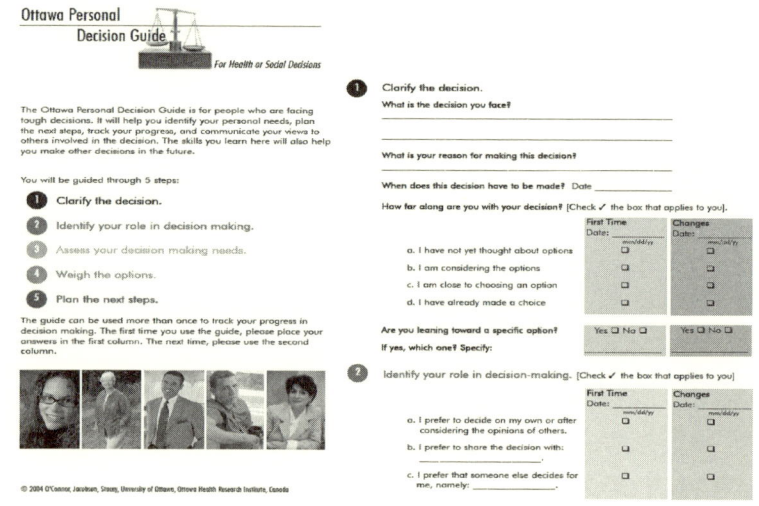

The Ottawa Personal Decision Aids　http://www.ohri.ca/home.asp

　このガイドは，知識・情報の提供も含めた「決め方」を示しており，5つのステップに沿って個人の意思を決める支援が行われる。

② オタワ意思決定支援ガイドの特徴と使い方

　本ガイドはウェブ上でも紹介されており，患者が1人で使用してもよいし，臨床の場面で医療者が患者の支援に用いてもよい。日本

では，筆者が翻訳を行い，出生前検査のクライエントに介入研究で使用し，その成果を明らかにしている。

このガイドで重要なステップは，4段階目の「選択肢の比較」である。知識・情報をもとにメリット／デメリットをあげて（注：知識・情報がないとメリット／デメリットがあげられない），その各々の内容について，自分にとっての重要度を星（☆）をつけて検討する。このガイドはメリットの☆の数が多ければ「よい決定」といったような計算式をもっているわけではなく，☆の数はあくまでも思考の整理のために用いられているにすぎない。つまり，☆をつけることによって自動的に特定の意思決定に導いてくれるようなものではない。

しかし，このガイドを用いたクライエントからは，「書いてみると整理できた」「やっぱり私は検査を受けないことに傾いているんですね。よくわかりました」「これを夫にも見せて一緒に考えてみます」などといった声が多く聞かれた。やはり，葛藤が高く，混乱しているクライエントにはオタワ意思決定支援ガイドの効果は明らかな様子（葛藤が低下する）であった。

③　メリット／デメリットを勘案した事例1・2の再整理

事例1の場合は，図5-3（事例1を整理するためのバランスシート）に示したように，羊水検査を受けることでダウン症候群の有無がはっきりわかるというメリットと，検査によって流産する可能性があるというデメリットを比較し，さらにダウン症候群であったときに中絶したくないという自分の価値観を優先して，Aさんは羊水検査を受けるという選択肢でなく母体血清マーカーを受けることを

図5-3 オタワ意思決定支援ガイド（Ottawa Personal Decision Guide）：医療従事者向けワークシート

患者の意思決定ニーズ	日付：	変化 日付：
意思決定：どんな意思決定に直面しているのですか		
いつ選択しなければならないのですか		
選択はどのくらい進んでいますか □選択肢について考えていない　□選択肢について考えている □もう少しで選択するところまできている　□すでに選択した		□_____
ひとつの選択肢に傾いていますか	□いいえ □はい，具体的に_____	□いいえ □はい
確実性：あなたにとって最善の選択がはっきりしていますか	□いいえ　□はい	□いいえ　□はい
知識：どんな選択肢があるか知っていますか 　　　それぞれの選択肢のいい点と悪い点を知っていますか ［知識の明確化：下の表に各選択肢を選ぶ理由と選ばない理由を記入してください。］	□いいえ　□はい □いいえ　□はい	□いいえ　□はい □いいえ　□はい
価値観の明確化：あなたにとって最もいい点と悪い点がはっきりしていますか 　　　　　　　　　　　　　　　　　　　　　　　　　　　　　□いいえ　□はい ［価値観の明確化：下の表に価値観を星印で示してください。5つ星はとても重要で，1つ星はあまり重要ではない］		□いいえ　□はい

選択肢	選んだ理由（長所）	どのくらい大事か	避けた理由（短所）	どのくらい大事か
選択肢1		★★★★★ ★★★★★ ★★★★★ ★★★★★		★★★★★ ★★★★★ ★★★★★ ★★★★★
選択肢2		★★★★★ ★★★★★ ★★★★★ ★★★★★		★★★★★ ★★★★★ ★★★★★ ★★★★★
選択肢3		★★★★★ ★★★★★ ★★★★★ ★★★★★		★★★★★ ★★★★★ ★★★★★ ★★★★★

支援：選択するとき，あなたはどんな役割をとりたいですか 　□_____と共有する 　□ほかの人の意見を聞いてから患者が選ぶ 　□_____が患者のために選ぶ 選択にあたってほかの人から十分な支援とアドバイスを受けていますか　□いいえ　□はい ほかの人から圧力を受けないで選択していますか　　　　　　　　　　□いいえ　□はい	□いいえ　□はい □いいえ　□はい

［必要に応じて調べる］	ほかに誰が関与しますか			
	彼らはどの選択肢を望んでいますか			
	彼らはあなたに圧力をかけていますか	□いいえ　□はい	□いいえ　□はい	□いいえ　□はい
	彼らはどのようにあなたを支援していますか			

コメント	次のステップ □もっと情報を得る □期待していることを再度，整理する □意思決定の期限をチェックする □価値観を明確にする □ほかの人と価値観を共有する □ほかの人からの圧力をうまく処理する □ほかの人の意見を得る □選択に役立つものがあれば見つける □その他：

©O'Connor, Stacey, Jacobsen 2004

第5章 リプロダクティブヘルスにおける意思決定支援

（出生前検査バランスシートの例）

	長　所 選択肢を選ぶ理由	個人的重要性	短　所 選択肢を選ぶ理由	個人的重要性
第1選択肢 羊水検査を受ける	確定診断が得られる	☆☆☆	流産の危険性がある	☆☆☆☆☆
			お腹に針を刺すのは怖い	☆☆☆
第2選択肢 血液検査	流産の危険がない	☆☆☆☆☆	確率でありはっきり結果がでたあと悩むわからない	☆☆☆

選ぶかもしれない。また，Ａさんは夫とこの問題を一緒に決めたいと希望しており，両者の合意が得られるような支援が必要になる可能性もあるだろう。

　事例2の場合は，このカップルにとっては，まず子どもを育てるということをお互いどのように考えているのかを確認することが重要であろう。子どもを育てるという希望はお互いに一致していても，実子でなければならないのか否かにより，不妊の検査や治療が必要かどうかに関する判断は変わってくる。不妊治療は，時に不妊治療の手法をどうするかということが先行し，「妊娠すること」だけがゴールになってしまい，子どもを育てるという本質的な問題を見失ってしまうことがしばしばみられる。

　この一連の意思決定支援においては，看護師は以下のような点に十分気を配らねばならない。

① このカップルの今に至る経過・背景（事例1であれば，不妊治療の経過）をよく理解する。
② カップルが希望する情報・知識は十分に得られているのかを確認する（事例1では遺伝相談の後にダウン症候群の子どもの成長発達などについての情報を必要とする可能性がある。また，事例2では親や友人から得ている情報を精査する必要がある）。
③ 決定のプロセスに，当事者であるカップルの意向が反映されているか確認する。カップルの意向が異なっている場合は，各々に支援者が必要になる場合もあるし，互いの意向とその理由について，医療者が代弁して伝える必要がある場合もある。
④ 決定されたことがらは尊重される。医療サイドは，倫理に抵触しない限りその決定を遵守する。

3）シェアードディジョンメイキングのプロセス

　以上の要点は，図5-4のシェアードディジョンメイキング（SDM）の考え方[2]のうち，その属性である①当事者を巻き込むこと，②相互に影響しあう動的な決定のプロセスの内容が反映されている。

　決定したことの帰結がクライエントの期待どおりになるかどうかは不明であり，それは医療の限界ともいえる。したがって，意思決定の支援は，「決めるプロセス」が，クライエントおよびその周辺を含めた関係者にとって納得できるものになるかどうかが決定的に重

コラム

将来のために今の行動を決める

　本章で提示した事例は，現時点で「どうしようか決める」という状況である。しかし，リプロダクティブヘルスの領域は，「今の健康行動が将来の妊娠出産に影響を及ぼす」ことを扱うことも多い。

　たとえば，妊娠する前の喫煙歴は妊娠する確率に影響を及ぼす。具体的には，排卵数に影響を及ぼすので，将来妊娠を希望しているのであれば現在の喫煙をしないほうが望ましい。

　このように，知識を得ることで，現在の健康行動で将来の選択に備えることができる。

　このような情報のウェブ上への展開を試みているサイトとして，次を参照されたい。

https://www.narimori.info:51207/mss02/

図5-4 決定のプロセスを重視したシェアードディジョンメイキング(SDM; shared decision making)

先行要件

1) 健康の概念の転換―疾病構造の変化と対応システムの特性
   (1) 治療に一定以上の期間を有する疾患の台頭
   (2) 医療保険制度の範囲
2) 科学技術の進歩と医療の本質的な不確実性
   (1) 医療の標準化と個別化の流れ
   (2) Evidence-Based Medicine
   (3) 検査・診断・治療・予後の不確実性
   (4) 治療や検査に関する選択肢の存在
   (5) 実践の範囲が存在すること
3) 医療モデルのパラダイムシフトの必然性
4) 当事者を含む関係者の特性と権限の認識

属性

1) 当事者を巻き込むこと
2) 相互に影響しあう動的な決定のプロセス
   (1) コミュニケーションと対話を媒介とした双方向の交流
   (2) 選択肢の利益とリスクに関する構造化された情報の共有
   (3) 現状認識と見通し・目標・価値観・嗜好・アイデアの識別と分かち合い
   (4) 望ましい決定に向けた行動
   (5) 決定と合意

帰結

1) 人々の健康とQOLを最大にすること
   (1) 臨床アウトカム(治療/予防効果)
   (2) 健康状態とQOLの改善
2) 当事者の内的な変化・成長
   (1) 責任や権限の出現・強化
   (2) 知識の獲得と理解
   (3) エンパワメント：自律・コントロール感・自信
   (4) 健康管理に関する行動変容
3) 決定に関する当事者の満足
   (1) 決定プロセスへの満足
   (2) 選択肢への満足
4) 適正な科学技術の使用を含む倫理的な臨床ケア実践

辻恵子：意思決定プロセスの共有―概念分析．日本助産学会誌，21(2), 15, 2007.

要である。また，医療者には，クライエントおよびその周辺を含めた関係者が十分に検討して決めたことであると自ら納得し，意思決定に関する後悔が極力少なくなるよう，意思決定支援にかかわっていくことが求められる。

現在，このSDMのプロセスへのかかわりを標準化するための尺度化が進められている。医師用SDM-Q-9（SDM-Q；shared decision making questionnaire）と患者用SDM-Qが共に開発されており，その一致度を確認しながらケアの評価が行われているところである。なお，本尺度は，現在日本語に翻訳中である。

（有森直子）

注

* 1　リプロダクティブヘルス／ライツ（reproductive health／rights）

　「性と生殖に関する健康と権利」と邦訳される。「生殖のプロセス（妊娠出産のシステムおよびその機能とプロセス）に関わる事象全てにおいて，単に疾患や障害が存在しないだけでなく，身体的・精神的および社会的に完全に良好に（well-being）遂行される状態」と定義される。これには「人々が安全で満足のいく性生活を営めること，子どもを産む可能性をもつこと，いつ何人子どもを産むか産まないかを決める自由をもつこと」の意味が含まれ得る[3]。

* 2　染色体とその不分離

　減数分裂に染色体の分離がうまくいかないこと。結果，2本の染色体とも片方の娘細胞に入る，あるいはもう片方の娘細胞には1本も入らないことになる。

* 3　トリソミー型の染色体異常

　ある染色体を1対もつ代わりに，21トリソミー（ダウン症候群）のように3本もつ状態。母親の年齢が高くなることにより，21番，13番，18番染

色体にトリソミー型の染色体異常が起こる確率が高くなる。
* 4　出生前検査（診断）
　　胎児の健康状態を知る検査。広義には，妊婦健診で行われる胎児の成長発達を診断するためのさまざまな検査が含まれるが，狭義には，染色体異常について，母親の血液のホルモンの値から確率的に推測する検査（母体血清マーカー）と，母親の腹部を穿刺して羊水から染色体を採取する羊水検査を指す[4]。

引用文献

1) ハードマン，T.H.著，日本看護診断学会監訳，中木高夫訳：NANDA-1看護診断―定義と分類2009－2011，342－343，医学書院，2009.
2) 辻恵子：意思決定プロセスの共有―概念分析，日本助産学会誌，21（2），15，2007.
3) 見藤隆子・小玉香津子・菱沼典子総編集：看護学事典，日本看護協会出版会，2003.
4) 菱沼典子・井上智子・武田利明編著：看護の原理，382，ライフサポート社，2009.

参考文献

・ナスバウム,R.L.・マキネス,R.R.・ウィラード,H.F.編，福嶋義光監訳：トンプソン＆トンプソン遺伝医学，メディカル・サイエンス・インターナショナル，2009.
・新川詔夫・阿部京子：遺伝医学への招待〔改訂第4版〕，南江堂，2008.
・O'Connor, A.M., Jacobsen, M.J.：Decisional Conflict：Supporting People Experiencing Uncertainty about Options Affecting their Health, 2007〔2011 8/31〕；入手先：http://homeless.ehclients.com/images/uploads/W-2_Ottawa_Decision_Making_tool--_Reading-1.pdf.

第6章 リハビリテーションにおける意思決定支援ソフトの活用

1 リハビリテーションにおける意思決定の特徴

1）リハビリテーションとは

　リハビリテーションという用語は，もともと犯罪者の社会復帰（更正）という意味で用いられていた[1]。その後，障害者の医療や福祉に携わっていた一部の人たちから，それまで個々ばらばらに行われてきた障害者の医療や福祉を総合的に1つにまとめてリハビリテーションと呼ぶことが提唱された[1]。そして，第二次世界大戦後の負傷者たちの社会復帰，または肢体不自由児の療育に応用されるようになり，現在では障害者などが「再びその人らしい生活を送る」または「再び社会に参加する」といった意味で用いられるようになった。近年では，リハビリテーションという言葉を至るところで耳にするようになった。リハビリテーション医療，リハビリテーション看護，職業リハビリテーション，教育リハビリテーション，リハビリテーション工学など，リハビリテーションは医療・保健・福祉・教育の分野に広がった。理学療法士，作業療法士，言語聴覚士，医

師，看護師，保健師，義肢装具士，ソーシャルワーカー，介護職などの医療・福祉関係者だけでなく，教員，エンジニア，職業カウンセラーなど，さまざまな専門職によって実践されている。ここでは，これらの専門職を総称してリハビリテーション専門家と記載する。分野や専門職によってリハビリテーションの意味合いや役割は多少異なるが，共通した理念としては，患者（対象者）の社会参加を支援することといえる。

2）社会参加とは

　社会参加とは，単にどこかの集団に属して交流を深めるということではない。社会参加とは，つまりは患者個々が自分自身の生活のなかの役割に応じた「活動」に参加することである。したがって，人は社会と活動を通してつながっているともいえる。40代の男性を例にあげると，家庭では子どもと一緒に遊んだり，しつけをしたりという活動を行うことで，父親としての役割を遂行し，家族という社会に参加している。職場では，報告書の作成や部下の指導などの活動を行うことで，管理職という役割を遂行し，会社という社会に参加している。週末には地元の祭りの準備という活動を通して，地域社会に参加している。このように，人は場面に応じたさまざまな活動を行うことを通して，役割を遂行し，社会に参加している。リハビリテーション専門家は，患者の個別的な役割に応じたさまざまな「活動」ができるようになることを通して，社会に参加することを支援している。こう考えると，たとえ40代男性の患者が同じような身体障害を負ったとしても，社会参加の形態は患者がこれまで歩

んできた人生や生活によって大きく異なることが容易に想像がつくだろう。リハビリテーションは非常に個別性の高い支援である。

3）一般的なリハビリテーションのイメージ

　専門家が「リハビリテーションとは社会参加を支援すること」と認識していても，わが国の患者の一般的なリハビリテーションに対するイメージは，筋力訓練，歩行訓練，マッサージなどのいわゆる治療である。リハビリテーションとは，機能回復を促す治療として認識されている場合が圧倒的に多い。リハビリテーションを初めて開始する患者で，リハビリテーションの目的を理解したうえで，「私は買い物ができるようになりたいです」と自ら生活レベルでの希望を口にする患者はほとんどいない。多くの場合，患者は「手が動くようになりたい」「歩けるようになりたい」と身体機能の回復を希望する。もちろん筋力訓練，歩行訓練などの機能訓練はリハビリテーションにおいてよく行われる。もし患者の機能回復が可能であれば，機能訓練は積極的に行うべきであろう。また患者が機能訓練を希望すれば，それを最大限に考慮する必要はあるだろう。ただ，機能回復をリハビリテーションの目的にしてしまうと，本来の目的である社会復帰の支援からかけ離れたものになってしまう。

4）手段と目的を区別する

　リハビリテーションにおいて機能訓練はあくまで手段であって目的ではない。手段とは目的を達成するための行動であり，手段は目

的に応じて設定されるものである．一見，機能訓練をしていたとしても，目的がある場合とない場合では大きく異なる．たとえば，「買い物ができるようになるために下肢の筋力が必要である．そのために下肢の筋力訓練をする」という患者の場合，買い物をするという目的を達成するため必要な目標が筋力向上であり，筋力向上の一手段として筋力訓練を行っていることがわかる．一方「下肢の筋力をつけるためにリハビリに行く」という認識の患者もいる．これでは何のための筋力訓練で，どこまで筋力がつけば終了かもわからない．筋力はついたけれども日常生活でやることがない，といった訓練漬けの人生になってしまうおそれもある．このように，リハビリテーションの現場では本来社会参加を実現するための一手段である機能訓練が，リハビリテーション自体の目的とすり替わってしまうことが少なくない．

　したがって，患者が機能訓練を希望したときに，リハビリテーション専門家がその希望をそのまま取り入れるのではなく，目的と手段を分けて対応することが重要である．たとえば，「手が動くことで何ができるようになりたいか」「歩いてどこへ行きたいか」などと，リハビリテーションの目的を明確にするための対話をすることが必要になる．ただリハビリテーション専門家のなかにも，専門職によってはリハビリテーション＝機能訓練と認識していたり，患者の希望は優先すべきと機能訓練の希望をそのまま受け入れてしまうこともある．このようにリハビリテーションにおける意思決定の特徴は，患者のみならずリハビリテーション専門家も目的と手段を混同しやすい点にあるのではないだろうか．

5）リハビリテーションの目的を確認する

　目的のない意思決定はうまくいかない。どの意思決定においても，意思決定の判断材料となる情報が必要であるが，よい意思決定には目的に関係の深い，質の高い情報が必要である。決して情報量の多さではない。むしろ意思決定に関係のない情報であふれた場合，本当に必要な情報を見失ってしまう可能性がある。また，その関係のない情報をもとに，本来の目的とはまったく関係のない選択肢をつくり，誤った意思決定をしてしまうことになる。よい意思決定には一貫性のある目的が必要である。

　したがって，リハビリテーションを始める前にまずするべきことは，リハビリテーションの目的を患者や家族，リハビリテーション専門家でよく話し合うことである。患者は，自分は今後どういう人生を送りたいのか，自分は何のためにリハビリテーションを受けるのかということについて，他人任せにするのではなく，自身で深く考え，リハビリテーション専門家に伝えなければいけない。もちろんリハビリテーション専門家も患者の人生を理解するための努力が必要である。目的は，初めは具体的でなくてもかまわない。実際に目的は軌道修正しながら具現化していくものである。ただ目的の矛先を社会参加に向けておくことが重要で，それによってリハビリテーション開始後に集まる情報，意思決定の基準が大きく異なる。袋小路に入り込まないためにも，何のためのリハビリテーションなのか，最初に目的を確認しておきたい。

6）目的を実現するための目標を設定する

　リハビリテーションの目的を確認した後は，その目的達成のために必要ないくつかの目標を設定する。目標を決定する際には特に患者の積極的な参加が望まれる。リハビリテーション専門家は患者の社会参加を支援する専門職であるが，患者がそれまでどのような人生や生活を送ってきたか知ることはできない。したがって，リハビリテーション専門家だけでは目標を立てることはできないし，目標の選択肢をつくることもできない。もちろん誰にでも当てはまる判で押したような目標であれば作成できる。しかしそれでは個別的で具体的な目標を立てることはできない。以下に具体例をあげる。

> 「病院では祖父にパンのバターの塗り方を教えていた。断言してもいいが，祖父はそれまで自分のトーストにバターを塗ったことなど1度も無かった。何と言う無駄なことをするのだろう。毎日は新鮮で新しい経験だというのに。また，祖父が自分で洋服を着られるようにするために多くの時間とスタッフの注意が向けられていた。私が手伝えば10分でできるのに2時間もかけて着させられていたのである」[2]

　たしかにパンにバターを塗る，着替えをする，という行為は日常的に「多くの人」が行う必要な活動であろう。リハビリテーション専門家もこの患者にとってバター塗りと更衣動作は必要であると判断したのだろう。しかし「この患者」また「患者と家族」にはバター塗りと更衣動作は必要がなかった。

リハビリテーションでは，専門家が気づかないだけで，このような支援が行われている可能性が十分にある。そうならないためにも患者とリハビリテーション専門家がパートーナーシップを結び，目標を設定することが重要である。患者の人生や生活に関しては患者のほうが専門家であり，患者の生活の改善や社会参加を支援する専門家はリハビリテーション専門家である。患者はリハビリテーション専門家だけでは目標設定ができないことを認識し，お任せするのではなく，責任をもって主体的に参加する必要がある。またリハビリテーション専門家も目標設定に対して，患者の参加を積極的に促す必要がある。

7）患者とリハビリテーション専門家の認識のズレ

しかし現実的には目標設定の意思決定を患者とリハビリテーション専門家で共有することは難しい。マイトラらは[3]，患者と担当作業療法士の双方に面接調査を行った結果，作業療法士の100％は患者に十分な説明を行い，90％は意思決定に患者の参加を促したと回答したのに対して，患者の23％は自分の作業療法目標がまったくわからないと回答し，46％は意思決定にまったくかかわっていないと回答したと報告している。この結果から，いくらリハビリテーション専門家が意思決定に患者の参加を促しても，依然として患者とリハビリテーション専門家の認識には大きなギャップが存在することをこころにとめておく必要がある。

2 作業選択意思決定支援ソフト（ADOC）

1）ADOCの概要

　我々は，リハビリテーションにおいて目標とする活動を決める面接の際，患者とリハビリテーション専門家とのコミュニケーションを円滑にするためのiPad（アップル）アプリである作業選択意思決定支援ソフト（ADOC；aid for decision-making in occupation choice）[4]を開発した（図6-1）。ADOCでは，日常生活上の活動場面のイラスト95項目のなかから，患者にとって重要な活動を患者とリハビリテーション専門家がそれぞれ選び，協業しながら目標設定を行う。ADOCの95項目は，国際生活機能分類（ICF）*の「活動と

図6-1　ADOC使用場面

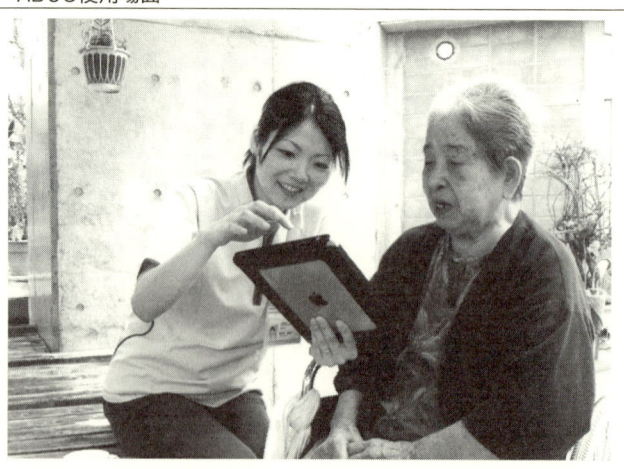

参加」の項目をベースに構成されている。ADOCではインターフェイスの指示に従い，それを見ながら構成的かつ柔軟に目標設定を進めることができる。

2）ADOCの面接手順

ADOCのプロセスを図6-2に示す。ログイン後，まず患者の基本

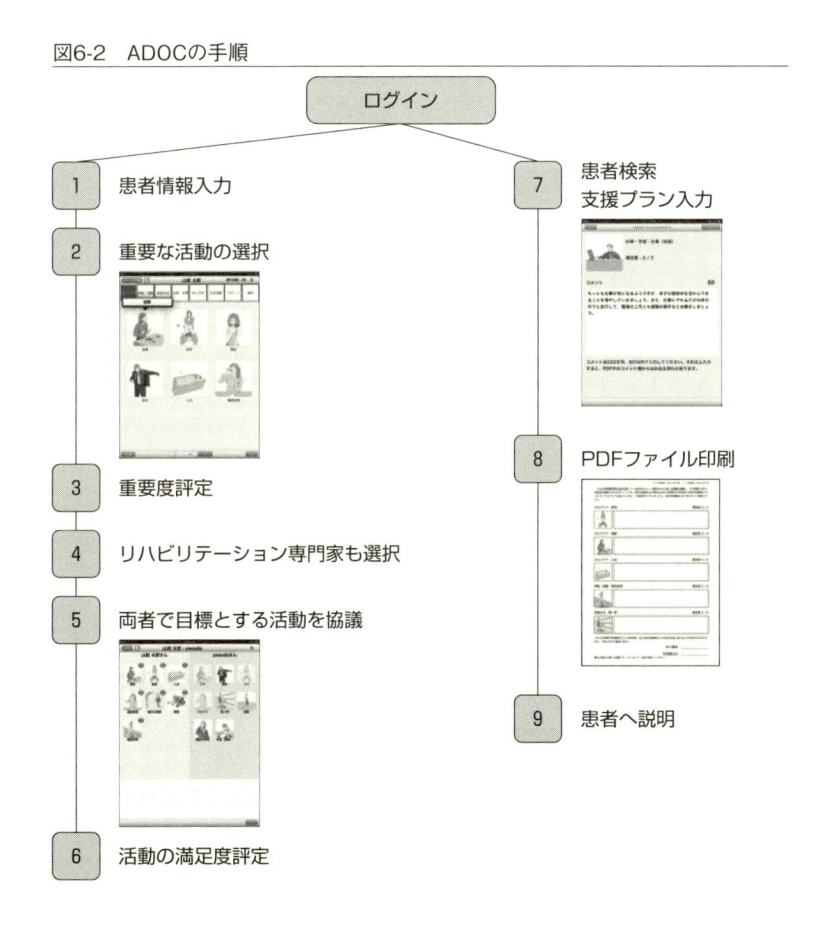

図6-2　ADOCの手順

```
                    ログイン
                   ┌──────┐
                   └──┬───┘
        ┌─────────────┴─────────────┐
   1  患者情報入力                7  患者検索
                                    支援プラン入力
   2  重要な活動の選択

   3  重要度評定                  8  PDFファイル印刷

   4  リハビリテーション専門家も選択

   5  両者で目標とする活動を協議

                                  9  患者へ説明

   6  活動の満足度評定
```

情報を入力する。そして患者にとって重要で意味のある活動を選択する（仮に95項目以外の活動を希望した場合でも，その他の項目を追加することが可能である）。患者が選択した重要な活動の重要度を5段階で評定する。ここでいう重要な活動とは，できるようになりたいこと，できなくて困っていること，心配に思っていること，できるようになる必要があること，などである。次に，リハビリテーション専門家も患者にとって必要と考える活動を選択する。たとえば，患者が釣りができるようになりたいと希望した場合，釣りに行くまでの屋内外の移動という活動や，物を持って運ぶという活動が必要であるとリハビリテーション専門家が判断した場合，それらの活動を選択し，患者に勧めることができる。逆に，患者の希望を最優先し，釣り自体の活動ができるように支援する場合には，リハビリテーション専門家は活動を選択しなくてもよい。このように両者の選んだイラストを1つの画面に表示し，十分に協議したうえで，リハビリテーションで目標とする活動を決定する。目標となる活動の満足度を5段階で評定する。選択した作業に関する介入プランを立案してPDFに保存する。PDFを印刷して患者からサインをもらう。ADOCは盲目の患者に適用することは難しいが，認知症や失語症などコミュニケーションが困難になるケースには非常に有効である。

3）ADOCの特徴

ADOCにはEasy，Equal，Especial，Empowerment，Enjoyの5つの特徴がある（表6-1）。ADOCを使うにはiPadが必要になるが，

表6-1 ADOCの5つの特徴

Easy	楽に,簡単に	意見が言える,面接できる
Equal	同じ立場で	意思決定ができる
Especial	特別な	目標設定や支援ができる
Empowerment	自信をもって	目標達成に向かう
Enjoy	楽しく	仕事や勉強ができる

　iPadを用いることでこれまでの紙面ベースのアセスメントでは得られなかったこれらの特徴を引き出すことが可能となる。その特徴を作業療法の実践例[5]を通して紹介する。

3　ADOCを用いた事例
―感覚性失語症の男性

1）意思表出困難でフラストレーションがたまるA氏

　70代男性のA氏。妻と2人暮らし。脳梗塞を発症し,リハビリテーション病院へ入院。軽度の右半身麻痺で,ADL(activities of daily living；日常生活活動)の各動作はどうにかできていたが,重度の感覚性失語(言葉の理解が困難な失語)により,他者とのコミュニケーションがほとんどとれなかった。いつも表情は暗く,日中はほとんどベッドに寝ていた。作業療法での目標設定のための面接をしよう

としても，A氏は質問を遮断するかのように「わかりません」という返答を繰り返した。家族から，病前はスポーツジムへ通いヨガ等を楽しんでいたとの情報を得て，作業療法では手の機能訓練，病棟でのADL訓練，作業療法室でのヨガを毎日実施した。しかし依然として病棟では多くの時間をベッドで寝て過ごし，表情はいつも硬かった。また時計を見て時間を把握できないA氏は，点眼などの予定時間を気にして，心配そうに頻繁にナースステーションを訪れる等，フラストレーションがたまっている様子がしばしば観察された。作業療法士は，A氏が生き生きとした生活を取り戻すために必要な活動を知りたかった。しかし重度の失語症のA氏から情報を得ることは困難であり，また家族もヨガ以外にA氏が過去行っていた活動を思い出すことは難しく，手がかりは得られなかった。そこで作業療法開始から4週後，作業療法士は，意思表出が困難なA氏の内なる想いに耳を傾け，意味ある活動を共有するために，ADOCを用いて目標設定を試みた。

2）ADOCを使った面接（Easy）

これまで活動に関する質問には返答が困難であったA氏だが，ADOCを用いた面接時に「好きなことは何ですか」「またやりたいことは何ですか」など簡単な説明を加えながらイラストを一緒に見ていくと，A氏はイラストを指差しながらさまざまなエピソードを懸命に語り始めた。家族との団らんが恋しく，早く家に帰りたいこと。ラジオをいつも手放さず，好きな放送を楽しんでいたこと。入浴が大好きで温泉にまた行きたいこと，長風呂が好きなこと。カメ

ラや写真撮影が好きで自慢のレンズを2本持っていることなど。その説明には単語や時制に誤りはあったものの，A氏はジェスチャーを加えながら熱心に伝えようとしていた。

　ADOCでは日常生活場面が描かれた95枚のイラストを，患者にとって重要なものを選択していきながら目標設定の意思決定を行う。リハビリテーション専門家にとっては，特別な理論やマニュアルがなくても，ADOCのインターフェイスの指示に従っていくだけで，簡単に目標設定を行うことが可能である。また本事例のように，言語的なコミュニケーションが困難な患者でも簡単に自らの意思を表出することができ，目標設定の意思決定に参加することができる。通常，言語的なコミュニケーション能力が困難な患者や判断能力が低下している患者の場合，家族や主介護者が代理で意思決定を行うことが多いが，患者自身の人生や生活は患者自身が専門家であるという認識のもと，リハビリテーション専門家はできる限り患者本人の希望を確認するように心がける必要がある。

3）ADOCを用いた意思決定（Equal）

　最終的にA氏と作業療法士は，①ヨガ，②写真撮影，③ラジオを聴く，④家族との交流，⑤入浴の5項目を選択した。ヨガはADOCの95項目に含まれていないが，面接の途中にA氏が頻繁にヨガの話をしていたこと，家族からも習慣化していた活動だと聴取していたこと，すでに入院生活においても大切な日課になっていたことなどから，作業療法士がその他の項目としてヨガを追加し，選択を勧め

た。

　このように，ADOCでは患者の意見を十分に引き出したうえで，リハビリテーション専門家と一緒に目標設定の意思決定をするシェアードディシジョンモデルを実践することができる。社会参加の支援では，患者自身がどのような活動ができるようになりたいのか希望をあげ，実現可能かどうかリハビリテーション専門家の判断も加えながら，患者とリハビリテーション専門家が同じ立場で，共に意思決定を行うシェアードディシジョンモデルが適していると思われる。ただ，ADOCでは，シェアードディシジョンモデルのみならず，場面や目的に応じてほかの意思決定モデルを採用することも可能である。患者の希望をより尊重したい場合には，選択肢としてあげられた活動についての説明を十分にしたうえで，患者自身に最終的に選択してもらうインフォームドディシジョンモデルも可能である。また場合によっては，リハビリテーション専門家のみが活動を選択し，患者に説明して目標を決定するパターナリズムモデルも可能である。

4）ADOCを用いた支援方法（Especial）

　ADOCでの面接時に聞かれたA氏の語りを家族に確認したところ内容に相違はなかった。その後の作業療法では，①写真撮影，②ラジオの操作練習と病棟での実際の使用，③温泉に行くことを想定したどこでもできる入浴訓練，④家族との団らんのために必要となる床からの立ち上がり訓練，といった具体的な目標を設定した。ま

ずA氏が写真撮影やヨガを実施している場面の写真をベッドサイドに飾り，自分の好きな作業をいつも思い出せるように働きかけた。そして家族にA氏愛用のラジオとカメラを持参してもらった。その際，ラジオは入院時にも持参していたが，電波の受信状態が悪く持ち帰っていたということを家族が話してくれた。作業療法士は，電波の受信が不良であることを確認し，看護師等と相談してベッドの位置を廊下側から窓側へと変更してもらった。ラジオ操作を観察してみると，A氏は視覚認知機能の低下によってラジオのチューニングが困難であった。そこで作業療法士が好きな放送局の周波数バンドの位置をマーキングし，チューニングの練習を一緒に実施した。数日後，A氏は自分でチューニングが可能になり，自分でラジオを聴くことができるようになった。

　写真撮影については，A氏は右手の軽い麻痺によりうまくシャッターが切れずに，「できません」などと答え消極的であった。そこで作業療法士はA氏が再びカメラや写真撮影に関心をもてるよう，カメラにまつわる話をしたり，フィルム交換の方法を教わったりした。カメラを介したコミュニケーションを繰り返すうちに，A氏は写真撮影に興味を示すようになり，レンズを支える左手の示指を伸ばしシャッターを切るという工夫を自ら見つけるほど積極的になっていた。その後，作業療法では病院周辺の景色や，院内で顔なじみの担当スタッフの撮影などを行った。また，担当の理学療法士も屋外歩行訓練の際に写真撮影を実施してくれた。

　ヨガについては，作業療法室で自主トレーニングとして行っていたが，外泊時，家族は転倒などの不安を理由に居間で座っているようA氏の行動を制限していた。よって作業療法士は家族に働きかけ，

外泊時もA氏にヨガを実施してもらうことで，ヨガを自宅でもできるように支援した．

　温泉を見据えた入浴訓練，家族との団らんに向けた床からの立ち上がり訓練では，温泉が好きだった話や家族との時間の大切さなどを会話に盛り込みながら介入を行った．A氏はADOC面接時の語りを自分でも憶えており，訓練中には自分が獲得したい活動であるという語りが頻繁に聞かれた．一方，介入時間全体に対する，上肢機能訓練やADL訓練の時間的比率は減少した．

　ADOCのイラストはすべて活動と参加レベルの項目であり，「手足が動くようになる」「痛みを軽減する」など機能レベルの項目は含まれていない．そのため，「リハビリテーション＝機能訓練」といった認識をもっている患者でも，自動的に活動と参加レベルの目標を立てることができる．その結果，目標はより個別的で具体的になる．たとえば，本事例の目標には大好きな趣味であるラジオを聴くことや写真撮影が加わった．またADLへの介入も，入浴であれば「温泉に入るため」，床からの立ち上がりでは「家族との団らんのため」という意味が付け足されるなど，非常に個別的な目標になった．

　また，今回の事例では失語症のために聴取できなかったが，ADOCでは選択した活動についての満足度を5段階で測定できる．これまでのように項目が固定された評価ではなく，介入した項目についての満足度を評価するものであり，患者に応じて効果判定も個別的に行うことができる．

5）社会参加へ（Empowerment）

　介入当初は，こちらからの働きかけに対して受動的に活動を遂行してきたA氏の様子が，経過のなかで少しずつ変化してきた。前向きな語りを交えながら，1つひとつの活動に対して主体的に従事する様子が観察されるようになり，以前はほとんどみられなかったほかの患者との交流も観察されるようになった。また，以前は排泄や食事など，必要時以外はベッドから離れようとしなかったA氏であるが，病棟のラウンジに自分から出向くようになるなど行動範囲も拡大した。会話の内容はあまり理解できていない様子ではあったが，A氏は状況判断で積極的に他者と交流しようとするようになった。予定のない時間は居室にてラジオを楽しめるようになり，険しかった表情も穏やかになっていた。ADOC実施前に頻繁に観察された点眼の予定確認も減少していた。入院期間を通して，運動麻痺，感覚などの身体機能面については変化がみられなかったが，ADLの安定性・効率性は向上がみられた。

　A氏だけでなく，家族にも大きな変化があった。ADOCを用いて目標設定をした後，家族に対して目標とした活動や介入内容を印刷して手渡し，説明を行った。その結果，「そういえば……」といった感じで，昔からカメラが大好きで，よく1人で撮影に出かけていた話や，ラジオをはじめ家電が大好きで，電気屋によく出かけたり，家族の誰よりも早い時期から，「地デジ化しよう！　テレビ買ってくれ！」と息子にお願いしていたことなど，家族もA氏の過去のエピソードをいろいろと想起し始めた。また，「外泊時，禁止しても2階に上がろうとする理由がやっとわかった。愛用していたテレビやス

テレオのある部屋に行きたいんだと思う」など，A氏の現在の行動を推察できるようになったとの発言が聞かれた。その情報をもとに，次回の外泊時にテレビやステレオをすべて1階に移動してもらうと，執拗に2階に上がることはなくなった。このような経過を通して，意思疎通の困難さなど，A氏の問題点にしか目を向けられずに入院期間の延長を希望していた家族は，A氏の過去の好きだった活動や性格など，A氏らしさに目を向けることができるようになってきた。結果，想いや行動を推察できるようになり，少しずつ退院に向けた心の準備ができてきた。そして約12週間の作業療法介入の後，A氏は自宅へと退院した。

　ADOCにて目標が具体化，個別化されると，その活動について「やってみよう」と患者の興味がわいてくる。そして興味のある活動を実際に行うことを通して意欲がさらに高まり，できることで自信をもてるようになり，結果的に行動変容へとつながっていく。これがつまりエンパワメントである。本事例の場合も，身体機能や言語機能が向上したわけではないが，リハビリテーションに主体的に参加するようになり，ほかの患者とも積極的にコミュニケーションしようとする姿が観察された。またその姿を見た家族も自宅退院に向けて積極的になった。このように目標が具体化されることで，リハビリテーションでやるべきことが具体的，明確になり，患者本人・家族のエンパワメントが期待できる。
　また，前述のとおり，リハビリテーション＝機能訓練と考えるリハビリテーション専門家も少なくない。この事例のように，ADOCによる面接をきっかけに，自身にとって重要な活動をしながら生き

生きと社会に参加していく姿に触れることで，リハビリテーション専門家自身も社会参加を支援する仕事としてエンパワメントされることを期待している。ADOCは，患者とリハビリテーション専門家を社会参加に向けてエンパワメントするためのツールとして有効であると考えられる。

6) 楽しい！(Enjoy)

　最後に，ADOCではiPadを媒体に楽しく目標設定ができることが一番の特徴である。患者本人にとっては，問診のような目標設定の面接をiPadでの直感的な操作などによって楽しい雰囲気で行うことができる。何でも話してよい，楽しい雰囲気でこそ患者もリラックスして話すことができるが，その雰囲気づくりを臨床の限られた環境や時間のなかでつくり出すことは容易ではない。その点，iPadでイラストを用いているADOCは有用ではないかと思われる。

　またリハビリテーション専門家においても，患者の目標設定に失敗し，悩みながら，たくさんの教科書を熟読したり，さまざまな研修会に参加したり，と苦労しながら面接技術を高めてきた。筆者もその1人である。その点，ADOCは目前の患者から面接技術を楽しく学ぶことができると推察される。面接の失敗体験からではなく，面接の楽しさをきっかけとして，その面接技術をさらに磨くために教科書や研修会を利用するといった，楽しく効率的な学習がすすむことを期待している。

ADOCの詳細はこちらからご確認ください。
https://sites.google.com/site/adocforot/
ダウンロードはこちらからご確認ください。
http://itunes.apple.com/jp/app/id433375610?mt=8

（友利幸之介）

注
* 国際生活機能分類（ICF；international classification of functioning, disability and health）
  人間の生活機能と障害について「心身機能・身体構造」「活動」「参加」の3つの次元および「環境因子」等の影響を及ぼす因子で構成されており，約1500項目に分類されている。WHO作成。

引用文献
1) 日本リハビリテーション医学会編：リハビリテーション白書〔増補改訂版〕，6－7，医歯薬出版，1981．
2) Law, M.編著，宮前珠子・長谷龍太郎監訳：クライエント中心の作業療法 カナダ作業療法の展開，1，協同医書出版社，2000．
3) Maitra, K.K. & Erway, F.：Perception of client-centered practice in occupational therapists and their clients，*American Journal of Occupational Therapy*，60，298－310，2000．
4) Tomori, K., Higashi, T., et al.：Utilization of the iPad application：Aid for Decision-making in Occupation Choice（ADOC），*Occupational Therapy International*（in press）．
5) 齋藤佑樹・上江洲聖・金城正太・友利幸之介・東登志夫：作業選択意思決定支援ソフト（ADOC）を用いた失語症のあるクライエントとの意味のある作業の共有，作業療法（印刷中）．

第7章
意思決定のための資源とその活用

1 資源利用のための心構え

　本章では，医療消費者が自分の健康についてよりよい意思決定を行うために，利用できる資源はどのようなもので，それらをどう使っていったらよいのかについて記す。

　まず，個別の資源の活用方法に入る前に，さまざまな資源を利用する際に，共通して利用者に求められる心構えがあると思われるので，それについて述べる。ここでは心構えを，以下の3点にまとめた。

① 資源利用の目的を明らかにする
② 複数の資源を利用するようにする
③ 必要に応じて，ほかの人に助けてもらいながら利用する

　まず1点目として，各資源を利用するのにあたっては，自分がその資源をどのような目的で利用するのか，なるべく具体的に理解しておくことである。たとえば，後で詳しく説明するインターネットであるが，情報を探すことを目指していても，いったいどんな情報が欲しいのか，利用者が自分のニーズを把握していない状態では，

効率的に情報を得ることは難しい。欲しい情報が何であるかわからないまま闇雲に検索してしまうと，かえって，多すぎる情報を取捨選択できず混乱してしまう。これは，対面で誰かに相談する場合も同じである。自分は何に困っているのか，相談者には何を期待しているのかが伝わらなければ，相談された側は，問題の解決までのプロセスを前に進めにくい。もちろん，自分や家族の生命の危機を感じるような重大な意思決定場面において，当事者が自分のニーズを冷静沈着に分析できるほど落ち着いていない場面もあるだろう。だがその場合でさえ，相談の目的は"頭とこころの整理をすること"であるなどと，可能な限り明快にしているほうが，資源利用の効果は現れやすい。各資源を利用する前に，自分は何をその資源に求めているのか，その資源を使った結果どのようになることを期待しているのかを，できるだけ具体的にイメージしておくとよいと思われる。

　資源利用の心構えの2点目は，どの資源も，1つでニーズがすべて満たされるわけではないと知っておくことである。利用する資源が図書やインターネットの場合も，対面で人に会う場合も，利用するものや相手が，自分に必要なすべての情報を一度に提供してくれるわけではない。また，自分が欲している情報や資源を利用する目的が，時間とともに変化することも考えられる。そのため，資源利用に際しては，可能な限り多くの種類のものを併用し，お互いを見比べながら，自分にとってどの資源が適切であるのかを判断して利用することが必要であろう。

　この，情報を複数の情報源から得て，批判的にとらえる能力は，ヘルスリテラシーである。ヘルスリテラシーは，WHO（世界保健

機関）により，「認識面でのスキルや，社会生活上のスキルを意味し，これにより健康増進や維持に必要な情報にアクセスし，理解し，利用していくための，個人的な意欲や能力」[1]と定義される。ヘルスリテラシーは，年齢や性別，教育などと並んで，人々の健康に影響を与える要因の1つである。健康状態の向上を目指した意思決定において，人が社会的な資源を利用する際も，最初から1つの資源で問題がすべて解決されるとは限らない。複数のものを見比べ吟味しながら，その都度，どの資源のどの情報が，自分の使い勝手や好みに合っているのかを検討することで，自分のニーズに合った資源の利用ができるだろう。

　さらに，資源利用の心構えの3点目は，資源の利用は必ずしも1人で行う必要はないということである。たとえば高齢の人は，インターネットになじみのない場合もあるだろう。その場合は，家族や友人，公共図書館の司書など，周りの人に頼んで，代理でインターネットを使って情報を得てもらえばよい。また，自分のことは医師に対してものを言いにくいが，家族のことなら積極的に言えることも日本人には多い。そのような場合には，家族に診察場面に同伴してもらって，伝えたいことを代わりに言ってもらうこともできる。伝えて欲しい内容を，あらかじめ打ち合わせておいてもいいだろう。自分1人で各資源を十分に使いこなすことが難しい場合は，必要に応じて手助けを求めればよいのである。このように自分の必要度に応じて「助けを求める力」も，よりよい意思決定のために個人に求められるスキルであり，前述した健康のために情報を得て活用する能力であるヘルスリテラシーの一部である。

　以上のように，目的を明確にし，複数の資源を活用し，さらに，

必要に応じて助けを求めることが，どの資源を利用する際にも共通して必要となる心構えである。ではこれらを踏まえ，各資源にはどのような特徴があり，各資源からは意思決定に役立つどのような情報が得られるのか，具体的な内容について紹介する。また，それぞれの資源を紹介した後に，各資源のメリット・デメリットについて一覧にまとめたので，参考にしていただければと思う。

2 インターネットでの検索

「情報化社会」と言われて久しいが，日本では2009年の全人口に対するインターネット利用率は78.0％，人数にして9408万人に上る[2]。今やインターネットは日常になくてはならない現代社会のインフラで，健康医療情報を得るための情報源としても，幅広い年齢層の人が利用している。

人が健康について意思決定をするとき，インターネットで得られる情報はどのようなものか。それは，「科学的根拠に基づく医療」と訳されるEBM（evidence-based medicine，第1章参照）の枠組みで考えると，科学的な研究結果から導かれる「エビデンス情報」と，個人の体験談である「ナラティブ情報」，それに，たとえば特定の病院で望む治療が受けられるのかといった「医療機関の情報」がある。

1）エビデンス情報とナラティブ情報の検索

　まず，インターネットで得られるエビデンス情報には，どのようなものがあるか。アメリカでは，国立医学図書館（National Library of Medicine；NLM）が無料で公開しているPubMed[3]（パブメドと呼ばれる）で，誰でも研究結果の書誌情報をみることができる。今のところ，残念ながら日本には，一般の人々が無料で研究結果をみられるデータベースがない。だが，日本医療機能評価機構が2004年に公開した医療情報サービス・Minds（マインズ）のウェブサイトでは，主要な疾患のガイドラインが掲載されている[4]。ガイドラインとは，科学的根拠をもとに作成された治療方針のことで，これを参照することで，自分の治療が標準的なプロセスに沿って行われているのかを判断することができるだろう。

　次に，当事者の体験談であるナラティブ情報である。自分が医療を受けるにあたり選択を迫られた場面を想像してみるとわかるかもしれないが，人は必ずしも，"100人中何％に効果がありそう"といったエビデンス情報のみで，意思決定ができるわけではない。自分や家族の人生を大きく左右する可能性がある治療について意思決定を行うときには，実際に治療を受けた人がどんな体験をし，何を思ったのかが表されるナラティブ情報もまた，エビデンス情報と並んで，欠かせない情報である。

　インターネット上に人々が自由に書き込めるようになった機能の進化のことを，Web2.0[5]というが，2000年前後のWeb2.0時代以降，インターネット上では非常に多くの個人による書き込み，すなわち，体験者由来のナラティブ情報が見つけられるようになった。近年で

は，特定の疾患に関するブログを集め検索しやすくしたサイト[6]もある。また，個人のブログを閲覧者が評価するサイトでも，疾患をもちながら生きる人々が綴った多くの体験記が紹介されている。さらに，直接当事者が情報を発信しているわけではないが，病気を体験した患者がビデオの前でインタビューに答え，その一部を閲覧することができる動画サイト[7]などもある。

2）病院情報の検索

　病院情報についてはどうだろうか。これも，どのような設備のある病院でどのような医師のもとで治療を行うのかを選択するのに重要な情報である。病院情報は，インターネットを用いると，病院のホームページからある程度得ることができる。だが，日本では，病院や診療所が発信できる情報の内容が，患者保護の観点から，医療法などの法律により制限されている。また，病院を実際に利用した人が，その病院をどう評価しているのかという情報は，病院が作成しているホームページからではうかがい知ることはできない。このようななか，最近では，利用者の口コミ情報を書き込むことができる病院の評価サイトが複数つくられている。評価サイトは，病院をどこにするかを決める際に，病院が発信しているホームページと並んで，参考にできる情報となるだろう。ただし，書き込みが可能な評価サイトは，たとえば「よい」と評価している人のほうが多く書き込むなど，書き込んでいる人にそもそも偏りがある可能性がある。書き込まれている内容は主観的な評価で，すべての人が同じように感じるわけではないことも，頭に入れながら利用する必要があるだ

ろう。

　インターネットで得たい情報を得るためには，どのように検索するかが重要になる。たとえば乳がんに関する情報を得たい場合，単に「乳がん」と入れるだけでは，膨大な情報が検索されるため，必要な情報を選択しにくい。今の日本語における検索システムでは，必ずしも信頼性が高い情報が上位に抽出されてくるわけでもない。では，得たい情報を得るにはどうするか。たとえば「乳がん」の場合，「乳がん」につなげて，「ガイドライン」や「ブログ」，「専門病院」と入力することで，抽出される情報が絞られて探しやすくなるだろう。また，「乳がんとは」と入力すると，どのような病態を乳がんと呼ぶのか，疾患そのものの特徴などが説明されている情報が検索結果に並ぶ。このほか，インターネット上の情報検索の方法や，保健医療者に役立つウェブサイトの具体例に関しては，ほかを参照されたい[8]。

3）オンラインコミュニティ

　得られる情報の種類を分類したものではないが，近年インターネットは，情報を検索して閲覧するという目的以外にも，質問や相談をして答えを得たり，気持ちを表現して励ましてもらうなど，コミュニケーションをとりながらコミュニティに参加するためのツールとして使われている。たとえば，医師に質問できるAskDoctors[9]や，広く誰にでも質問できるYahoo！知恵袋[10]などには，診断後治療を受けるか否か迷っていることや，主治医から得た情報とインターネットで探した情報が矛盾することをどう解釈したらいいのか

など，意思決定に直面した当事者からの相談が多くみられる。インターネット上では，顔や名前を知らない者同士でも，お互いに，助けたり助けられたりする支援的な関係性が育まれることが，過去の研究により示されてきた[11]。病気の治療法を決めるなど，人生において重要な意思決定を迫られた場面において，人々が助けたり助けられたりしながら，自分にとってよりよい意思決定を模索することに，インターネットは活用されているのである。

このような人と人の間に，助けたり助けられたりする関係は，「互恵性」もしくは「互酬性」という。具体的に，インターネット上では，どのように"互恵性のあるやりとり"がみられているのか。たとえば，患者のオンラインコミュニティでは，自分の経験で得た知識である"体験知"に基づく「情報的なサポート」や，励まされたり支えられたりするという「情緒的サポート」の交換が行われている。また，参加者はコミュニティに参加して多くの患者の存在を知ることで，自分だけが特別大変なわけではないと感じ，自分の体験が「普遍化」される。同時に，ほかでは言いにくかったことを，ここでなら「表出」することができる体験をする。このようなオンラインコミュニティに参加することで参加者が得られるサポートは，対面の患者会に参加することで得られるサポートと類似しているとも言われる。

さらに，患者がオンラインコミュニティに参加することは，健康状態を向上させることに役立つという研究も示されてきている。それは次のような3つの経路で説明することができる。まず役立つ情報を得ることで将来への不確実性が減ったり，自分で対処行動をとれるようになり，身体的な健康状態がよくなる。また，慰められた

り励まされたりすることで心理的に安定し，精神的な健康状態が向上する。さらに，そのコミュニティに参加すれば，いつでも自分が助けてもらえるといった信頼感は，自分が助けられたら助けてあげるといった互恵性に結びつき，さらにそこでサポートのやりとりが行われるために，参加者の健康状態をよりよい方向に向かわせる。このように，患者がオンラインコミュニティに参加することの意義は，サポートのやりとりが健康状態によりよい影響をもたらすためと説明できる。

4）インターネットを介したコミュニケーションの特徴

インターネットには，コミュニケーションをとることにおいて，対面の資源にはないいくつかの特徴がある（表7-1）。

1つ目が，言うまでもなく，24時間どこからでもアクセスできるという利便性である。社会生活を送りながら，もしくは病気で心身ともに制限がある状況では，対面の患者会やサポートグループなど

表7-1 インターネットのメリット・デメリット

メリット	デメリット
・24時間どこからでも，匿名で情報が得られる ・幅広い人々から，多様な情報を得ることができる ・知らない人同士で，支え合うことができる	・情報が膨大なため，かえって混乱することがある ・操作に慣れていないと得たい情報を得るのが難しい ・「ノイズ」と呼ばれる，関係ない情報や商品を売ろうとする営利目的の情報も多い

には出かけて行きにくい場合も多い。そのような場合でも，インターネットを用いれば，物理的なバリアをあまり感じることなく人とコミュニケーションをとったり，情報を得ることができる。

　2つ目に，インターネットの特徴として匿名性がある。なかには実名で用いるウェブサイトもあるが，一般に公開されているQ＆Aサイトなどは，ほぼ匿名で利用することが可能である。これは，サポートグループに出かけて行って初対面の人に会うことに心理的負担がある場合，有用であろう。

　さらに，3つ目が，動画や文字など，さまざまな様式でのコミュニケーションが可能なことである。たとえば口頭でコミュニケーションする能力が機能しにくい人でも，インターネットを用いれば，自分に適した手段を用いて，メッセージを送ったり受け取ったりすることができる。

　そして，もう1つ，インターネットは，自分のペースに合わせて自由に利用できるという特徴もある。オンラインコミュニティへの

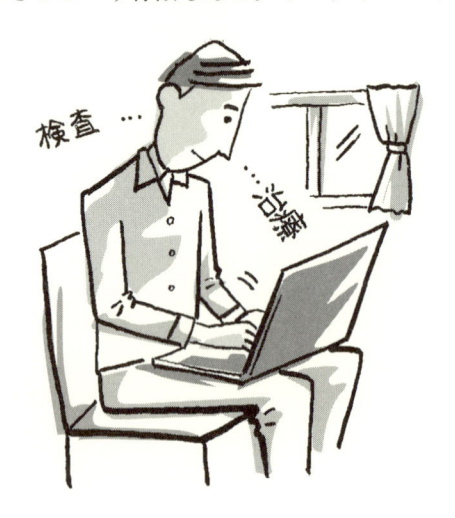

参加の仕方は，自分で好きなように調整可能であるし，たとえば，読むだけという参加をして，書き込みをしてもしなくても構わない。書き込みや閲覧の頻度も，一定でなくてもいいし，必要なときに使うことができる。オンラインコミュニティでは，書き込みをしない参加者でも，書き込みをした参加者と同じように情報を得られたり励まされたりすることが，近年の研究でも示されてきた。このような理由から，オンラインコミュニティは，当事者にとって自由度が高く，同時に，情報のやりとりや励まし合いが行えるサポート資源であるといえる。

　このようにインターネットは，多様な情報を効率的に得られるツールである。だが先にも述べたように，インターネットは自由度が高いため，使いこなすにあたっては主体性が必要で，自分がどのような情報を得たいのか明確にしてから利用することが求められる。また，ほかの資源と比較すると，桁違いに多くの情報を得られるため，余計に情報の取捨選択が重要になる。加えて，更新されていない情報が漂ったままになっていることも多いため，いつ出された情報であるのか，同時に，信頼できる人や機関が出した情報であ

表7-2　インターネット上の保健医療情報の見方

- ・質の高い情報を探す
- ・複数の情報を比較する
- ・自分の責任で選択する
- ・トラブルにあったときは
- ・参考になるサイト
  　http://www.kango-net.jp/nursing/02/index.html

るのか,多角的に吟味しながら用いることが勧められる。インターネットから信頼できる情報を得るためのガイドとして,表7-2にあげたサイトなどを参考にされたい。

5) インターネット上の参考サイト

患者やその家族がインターネットを使うことにおいて,参考になると思われるサイトには以下のようなものがある。

① 疾患別の治療ガイドラインが書かれている
医療情報サービス「Minds(マインズ)」(図7-1)
② がんの統計情報や治療情報が書かれている
国立がん研究センターがん対策情報センター「がん情報サービス」(図7-2)
③ がんの治療ガイドラインが書かれている

図7-1 医療情報サービス「Minds(マインズ)」

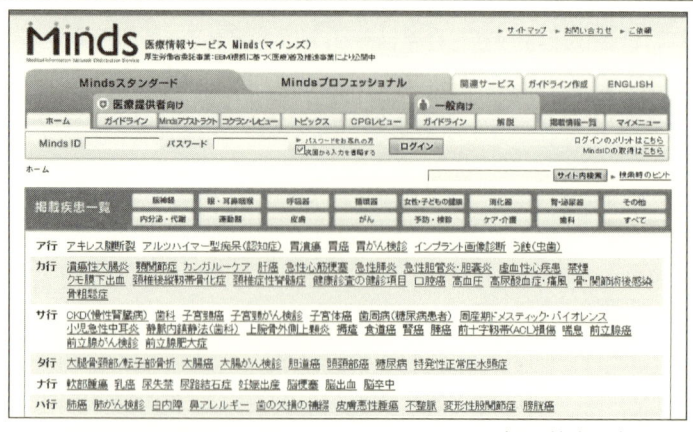

http://minds.jcqhc.or.jp/

第7章 意思決定のための資源とその活用

日本癌治療学会「がん診療ガイドライン」（図7-3）
④ 体験者の語りを動画で見ることができる
　NPO法人ディペックス・ジャパン「健康と病の語り」
⑤ ヘルスリテラシーの向上を目指したサイト
　「健康を決める力」（41ページ図1-2参照）

図7-2　国立がん研究センターがん対策情報センター「がん情報サービス」

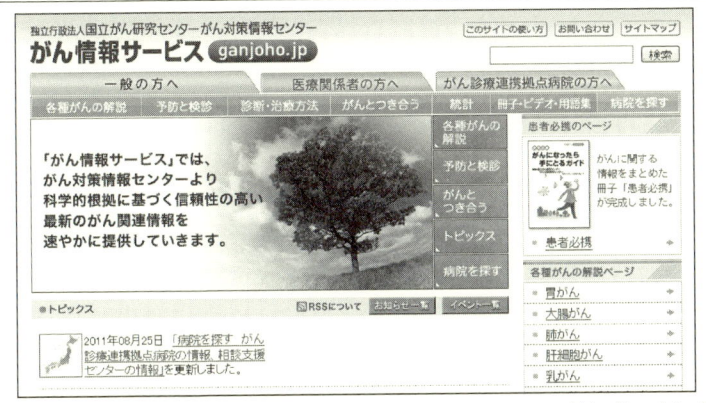

http://ganjoho.jp/

図7-3　日本癌治療学会「がん診療ガイドライン」

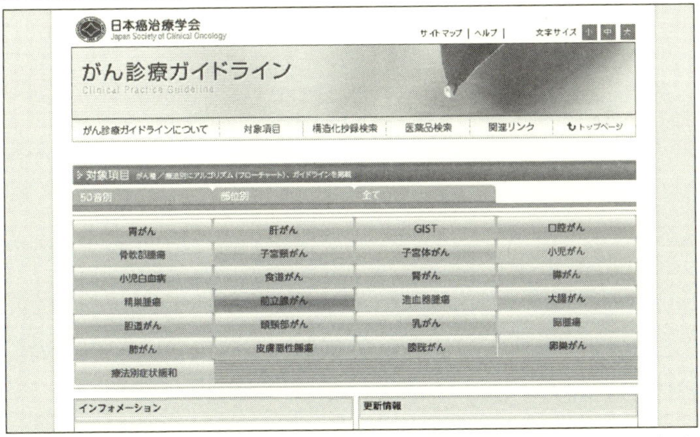

http://www.jsco-cpg.jp/index.html

3 公共図書館／医学図書館などの利用

　一口に図書館と言っても，医学や看護の専門図書館と，一般向けの図書館では，取りそろえている本の種類が異なる。まず，一般向けの公共図書館についてである。今は多くの図書館で電子データベースを用いて図書を管理しているため，読みたい本が決まっている場合には，書名や著作者名から本を検索すれば，目指す本を探すことができる。最近では，ある一定地域の図書館にある在庫を横断的に管理しているデータベースが，インターネット上に公開されている場合も多い。本を利用する前に，インターネットを用いて，借りたい本の在庫があるのか，どの図書館で入手ができるのか，場合によっては予約や取り寄せが可能かなど，調べてから行くのが効率的である。

　健康医療分野の意思決定を迫られたときに利用される本のなかには，いわゆる病気や治療について医学的な内容が記された図書以外に，闘病記がある。闘病記は患者のナラティブ情報の１つの形であるが，病気という側面だけでない，体験者それぞれの生き方や思いが描かれている。病気と診断されたときにどんなことを感じたのか，日常生活をどのように送っていたのか，将来について何を思うのかなど，闘病記にはそれぞれの人の体験がまとまった１つの物語として記されている。同じ体験をした人であれば，読者は著者に共感し，それにより癒されるという効果も期待できる。

　だが，闘病記を実際に図書館で探そうと思うと，実はこれが難し

い。というのは，闘病記は必ずしも「闘病記」と書かれているわけではなく，タイトルに疾患名が含まれていないものも多くみられる。そのため，闘病記は，図書館によって，医療の棚に分類されたり，エッセイの棚に分類されたりとばらつきがある。このようななか，闘病記を探しやすくする取り組みとして2004年から研究グループ「健康情報棚プロジェクト」とNPO法人「連想出版」が行ってきたのが，「闘病記ライブラリー」である[12]。これは闘病記700冊を疾患別に探しやすいように分類し，インターネット上で表表紙と背表紙を閲覧できるようにしたシステムで，無料で公開されている。このシステムを利用して，自分の読みたい闘病記を探せれば，著者名とタイトルを近隣の図書館に申し込んで，実際の本を手に取ることができる。

　一方，専門書を集めているのが，医学や看護学などの専門図書館である。一般の図書館とは異なり，入館するのに許可が必要な場合があるため事前の確認が要る。専門図書館には，医学書や看護学書など，専門家向けに書かれた図書や医療者の教育に用いられるテキストが所蔵されている。また，いわゆる科学的根拠であるエビデンス情報として，論文が収められた学術雑誌もある。たとえば，乳がんの最新治療について情報を得たいと思った場合，『Breast Cancer』という雑誌をみれば，最新の知見が掲載されている。

　だが，研究結果が掲載された論文を，たとえば1つの治療法をするかしないかを決める際に用いるには注意が必要である。研究結果は，一定の限られた対象者に対して行われた治療の効果を示している。つまり，それが自分の場合にすぐに当てはまるかどうか保証されているものではないし，海外の論文では，日本で行われていない

治療法も多く掲載される。また，研究が行われた場所が日本でない場合，自分と似たような年齢の人が対象者になっていても，人種によって治療法の効果が異なる可能性が考えられる。専門的な図書館で雑誌などの研究結果を入手した際は，それをどのように解釈し，実際の意思決定に生かすことができるのか，その情報を解釈できる専門家に相談しながら情報を用いる必要がある。

　一般の図書館と専門図書館のいずれでも，欲しい図書や文献を見つけ出すことを支援してくれるのが，図書館司書である。情報は欲しいのだが，それがどのような図書に載っているかわからない場合，また，得たい情報はあるが，それを見つけるための適切なキーワードが判断できない場合には，図書館にいる司書に相談するとよい。図書館司書は，依頼者が得たい情報が何であるのかを明確にしながら，共に情報を探すことを支援してくれる専門家である。図書館に行った際は，大いに活用するとよいと思う（表7-3）。

表7-3　公共図書館／医学図書館のメリット・デメリット

メリット	デメリット
・基本的に無料もしくは安価で，書籍を閲覧することができる ・図書館司書に本の検索を支援してもらえる ・一般図書館や専門図書館などがあり，目的に応じた利用の仕方ができる	・すべての出版物が閲覧可能になっているわけではない ・古い書籍も多いので，最新の情報が得られるとは限らない ・文献の名前が，得たい情報を表していないこともある

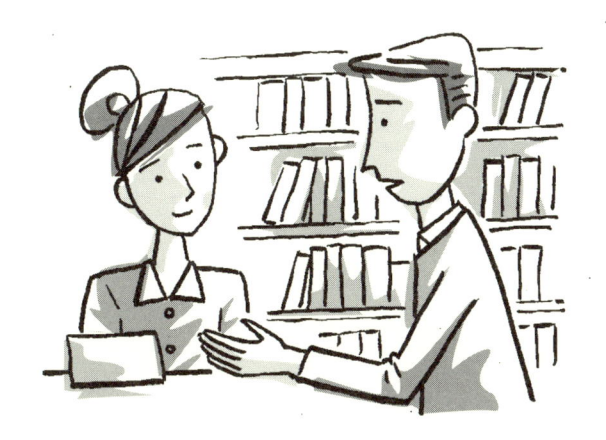

4 患者図書室の利用

最近では，患者が自ら学習することができるスペースを，病院内に設けているところが多くなってきた（表7-4）。その呼び名は，「患

表7-4 患者図書室のメリット・デメリット

メリット	デメリット
・疾患に関する書籍が集められている ・その病院に所属する医療従事者の著書がある場合がある ・書籍だけでなく，患者が直接入手しにくい製薬会社等のパンフレットなどが，閲覧可能になっている場合がある	・書籍の量が限られているため，情報の量と質が偏りがちである ・情報検索を支援する人が，医療や情報の専門家でない場合が多い ・外来時間のみオープンしているなど，利用時間に制限がある

者図書室」「患者学習室」「学習コーナー」などさまざまである。患者はある日突然診断されて，さまざまな意思決定を迫られる。もちろん医師や看護師から，病気や検査，治療についての説明を受けるが，短い診察時間では，患者は意思決定に必要な情報を十分に理解できない場合が多い。情報を十分に理解できていないと，納得のいく質の高い意思決定を行うことは困難だろう。そのような患者の情報不足や理解不足を補うために，患者自身が自由に学習できる場として設けられているのが，患者図書室である。もちろん入院中の患者も利用できるが，外来での待ち時間を利用して，そこで学習することも可能である。

　また最近では，患者図書室にインターネットの端末を用意している学習室も増えてきているので，自宅にインターネットがない場合などは，そこでさまざまな情報にアクセスしながら学ぶこともできる。さらに，一般の本屋や公共図書館と比べると，その病院に所属する医師や薬剤師などが執筆した本を取りそろえている学習室が多

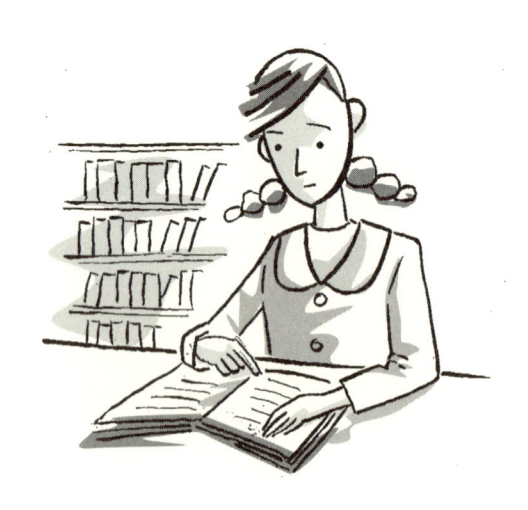

いことも，患者図書室の特徴である。そのような本は，自分の主治医がどのような治療に携わってきた人であるのかを知る材料にもなるだろう。

　患者図書室では，本の貸し出しは行っていなくても，コピー機を備えている場合が多い。必要な資料はコピーして持ち帰り，自宅で継続して学習ができるというメリットがある。専門の司書が在室している場合は限られているが，ボランティアスタッフが本の検索などを支援してくれる施設も増えてきている。

　患者図書室は，現在，その取り組みや存在意義が社会に向けて徐々に公開され始めている。医療者向けの雑誌や，医学論文が収められたデータベースでも，患者図書室に関する記事を目にすることが増えた。だが，患者図書室が，実際の利用者である患者やその家族のニーズに即したものであるのか，また，そこを利用することで患者は知識を増やし医療者とのコミュニケーションが円滑になったのかなど，患者図書室の評価についてはこれから研究されていく分野であろう。今後は，患者図書室の役割や，利用者が患者図書室に求める機能について，病院や組織を超えて検討し，結果が共有されていくことが望まれる。

　国内外の患者図書室の具体例には，以下のようなものがある。
・河北総合病院　健康生活支援室
　　闘病記や医学書など，約1200冊を所蔵。健康相談を行う専従の看護師がいるほか，「エキスパートペイシェント（expert patient）」と呼ばれる糖尿病の患者体験者がボランティアで所属している。
http://kawakita.or.jp/torikumi/goriyou.html#library

・千葉県がんセンター　にとな文庫

　闘病記や医学書など，約850冊を所蔵。医学専門の司書が所属している。資料には，新聞の切り抜きや医療にまつわる漫画もあり，患者図書室の広報誌「にとな文庫通信」の発行を行っている。

http://www.chiba-cc.jp/general/support/nitona.html

・Northwestern Memorial Hospital, Health Library

　インターネット上で利用できるバーチャルライブラリーや，薬のデータベースを作成し公開している。糖尿病や女性の健康等をテーマに医療専門職がレクチャーを行ったり，同病者が集うサポートグループの拠点にもなっている。

http://www.nmh.org/nm/hlc

5　主治医や看護師への相談

1) 患者中心医療の実践

　患者と医療者が患者のよりよい意思決定を目指してコミュニケーションをとる場合，お互いどのようなことに注意が必要であろうか。ここでは，医療者側と患者側のそれぞれの視点に立ちながら考えてみたい。

　まず，医療者側の視点である。近年，医療に関してマスコミでも取り上げられるようになった言葉に，「患者中心医療」がある。患者中心医療とは，望ましい医療を表した言葉で，その中身には，患者

や家族の尊厳が守られ，彼らの文化的な背景が考慮されていること，情報がお互いに共有され患者はタイムリーに情報を受け取れること，患者やその家族が望むレベルで意思決定に参加できること，さらに，患者と家族および医療者が，ケアの計画や実施においてお互いに協力できていることが含まれる。医療者は，すべての患者が医療を受けるにあたって，状況に応じて，このような望ましい医療が目指されているか評価し，必要時には軌道修正することが求められる。最近では，医療を受ける場面で，患者中心医療が行われているかどうかを，患者が評価できるような質問項目も開発されている。患者中心医療は，患者の自己管理の向上や医療者との信頼関係の構築，また患者自身の健康アウトカムの向上に重要な考え方であり，今後も実際の評価やそれを受けた医療現場の改善が目指されるものと思われる。

2）患者メモの重要性

　前項では，患者中心医療を実現するための医療者側に求められることがらに触れたが，他方で，患者の立場から考えると，医療者とのコミュニケーションは，限られた時間のなかで効率よく行う必要がある。医療者は通常多くの患者を担当しているため，1人の患者に起きたことをすべて記憶してくれているわけではない。そのため，相談時には，効果的なコミュニケーションのための事前準備が有用である。

　医療者と効率的にコミュニケーションをとるための準備として簡単にできることが，メモの作成である。単純なことであるが，自分

が何を尋ねたいのか，どのようなことが気になっているのか，前回聞き忘れたことはないかなど，メモに記してから診察に臨むと，それだけで格段に効率が上がる．自分の疑問を文字に起こすことで疑問点や課題が整理されるという効用もある．

　また，医療者にすぐに尋ねたいことでなくても，日々の体調の変化や飲んでいる薬など，日記風に書き起こしておくことは，自分自身の健康状態を知ることにつながる．医療者は患者の日常生活をすべて把握してくれる人ではないので，診療時が「点」だとすると，点と点をつなぐ「線」や「面」になる情報が必要である．それらの情報は患者自身でないと把握できないものが多い．このように，日々の様子を記録に残しておくことは，医療者と情報を共有することに役立ち，自分でつけた記録は，いわば自分用のカルテとなる．

　近年は，入院期間が短縮傾向にあり，患者と医療者の接点が少なくなった．また，医療機関の高度化に伴って医療機関のなかでも役割分担が進み，同時期に複数の医療機関を利用する患者も増えている．理想的には，電子カルテが病院間で共有されるといいのだが，残念ながら日本では，まだ医療機関をまたいで利用できる電子カルテの数はごくわずかである．このようななか，患者自ら記録する自分用カルテは，患者自身が中心となって自分の健康状態を管理し，医療においてさまざまな意思決定をするのに，欠かせないツールといえるかもしれない．

　近年アメリカなどでは，インターネットを利用した個人のカルテが作成されつつある．このカルテは，サーバ上の電子カルテ（electric health records；EHR）と呼ばれ，当事者である患者はもちろんのこと，許可があれば，医療者がアクセスできるしくみになっ

ている。患者が複数の医療機関にかかっていても，このようなシステムを用いれば，自分の健康に関する情報を一元的に管理することができ，医療者とも効率的に情報共有が行える。また，違う医療機関にかかるときに，前の医療機関で行ったのと同じ内容の検査をし直す必要もない。さらに，医療機関とは共有しないが，日々の体重や食事といった健康状態や生活習慣を記録に残し，振り返ることができるようなインターネット上のアプリケーションも，最近では，無料もしくは安価で利用できるようになってきた。このように，情報通信技術（information communication technology；ICT）を効果的に使って，意思決定にかかわる者でお互いに情報を共有するような取り組みが，今後ますます期待されるだろう。

3）看護職の役割

　個人で，医師と効果的にコミュニケーションを行うためにできることを列挙したものとして，市民団体が提案している「新・医者にかかる10箇条」がある（表7-5）[13]。これらはすぐに実践しやすい内容であるので，徐々に試しながら，医師との効果的なコミュニケーションを目指したい。

　現代社会では，慢性疾患の増加に伴って患者の療養生活が長期にわたるようになった。つまり，病気と付き合いながら，よりよく生きることを目指す患者が増えてきている。そのようななか，治療に関することだけでなく日常的に相談できる医療者として活躍が期待されるのが看護職である。看護職は，患者にとってもっとも身近な医療者であり，治療場面だけでなく，患者が治療をしながらその人

らしく暮らしていくことを支援する役割を担う。

　表7-6に、患者はどのようなときに看護職を活用すればいいか、10箇条を作成したので参考にして欲しい。

表7-5　新・医者にかかる10箇条

1．伝えたいことはメモして準備
2．対話の始まりはあいさつから
3．よりよい関係づくりはあなたにも責任が
4．自覚症状と病歴はあなたの伝える大切な情報
5．これからの見通しを聞きましょう
6．その後の変化も伝える努力を
7．大事なことはメモをとって確認
8．納得できないときは何度でも質問を
9．医療にも不確実なことや限界がある
10．治療方法を決めるのはあなたです
ささえあい医療人権センター COMLホームページ http://www.coml.gr.jp/10kajyo/index.html

表7-6　看護職を活用するための10箇条

こんなときは、看護師に相談を。
1．医師に伝えにくい、相談しにくいことがあるとき
2．治療の選択に迷っているとき
3．病気や治療に関してわからないことがあるとき
4．治療の副作用について、気になることがあるとき
5．退院してからの日常生活に不安を感じているとき
6．将来のことが不安で、話を聞いてほしいとき
7．就労や経済的なこと、家族のことなど、どこに相談していいかわからないとき
8．日常的に自分で行うケア（セルフケア）の方法を知りたいとき
9．患者会や参考図書など、利用できる資源を知りたいとき
10．漠然と不安を感じるとき

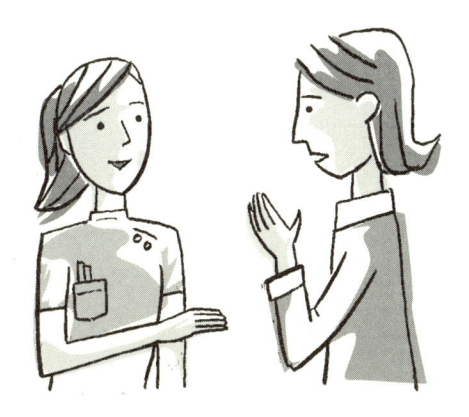

6 セカンドオピニオンの利用

1) セカンドオピニオンの効用

　セカンドオピニオンとは，よりよい意思決定をするために，当事者以外の専門的な知識をもった第三者に求めた意見のことである。医療消費者にとっては「セカンド」という名称が示すとおり，主治医の次にほかの医師の意見を求める制度をいう。たとえば，診断や治療方針について主治医の意見で間違いがないのか，提案された治療法以外の治療法がないか，治療法がないと言われたが本当にないのかといった相談がなされている。

　セカンドオピニオンは，現在では，患者が自らの疾患や治療について十分に理解し納得したうえで医療を受けるために必要な取り組みとして認識されつつある。つまり，インフォームドコンセントの

ために必要な取り組みの1つである。だが，もともとセカンドオピニオンは，患者が十分に情報を得ることを目的としてできた制度ではない。

　セカンドオピニオン制度は，1970年代にアメリカで生まれた。アメリカは国民皆保険制度がなく，同じ治療内容でも医師によって医療費が異なる。そのようななか，主治医以外にほかの医師の意見を聞いて治療内容とともに医療費が妥当だと考えられる治療を選ぶことで，医療費のコストを抑えようとしてできた制度が，セカンドオピニオン制度である。1980年以降インフォームドコンセントの重要性が注目されて，セカンドオピニオンも，患者が十分な情報を得て治療を受けるための制度へと，その意味合いが変わってきた。今では，アメリカでは，主治医が診察の終わりに患者にセカンドオピニオンを希望するかどうかを尋ねることがあたりまえになってきている。

　日本で，インフォームドコンセントの必要性とともにセカンドオピニオンが注目されるようになったのは，2000年前後からである。今では，「セカンドオピニオン」という言葉もよく聞くようになった。しかしその一方で，ほかの医師の意見を仰ぐことは主治医に悪くて言い出せない，主治医が患者の希望を聞いても，患者が主治医との関係性が悪化するのではと思って断るといったことも日本ではまだ多く，広く制度として定着しているとは言い難い。

2）セカンドオピニオンの実際

　セカンドオピニオンの実際の流れは，患者が，まずどのような目

的で，誰に意見を聞きたいのかを明確にすることから始まる。必ずしも別の病院の医師から意見を聞かなくてはいけないわけではないが，同じ病院の同じ診療科の医師は治療方針が似ていると考えられるので，違う病院や違う科（たとえば主治医が外科であれば，内科や腫瘍科など）の医師に意見を求めると，多角的な視点からの意見を得られる。

次に，セカンドオピニオン制度を利用したい旨を主治医に伝える。セカンドオピニオンを受けることについて主治医に遠慮を感じる人のなかには，主治医にそのことを告げずにセカンドオピニオンを受けたいという人もいるだろう。だが，後で述べるが主治医が書いた診療情報提供書がないと，主治医と患者，セカンドの医師の間で正確な情報が共有されないため，誤解を生じやすくなる。主治医に内緒でセカンドオピニオンを聞くのは，よい結果を生まない可能性があるため，望ましくないだろう。セカンドオピニオンは制度として確立されつつあるもので，必ずしも主治医に不信感をもっているから利用するものではない。また，セカンドオピニオンで主治医と同じ治療方針を提案されれば，主治医の意見が妥当であることを確認する機会にもなる。患者は，どのような疑問を解決するために，なぜセカンドオピニオンを得たいのかを，主治医にわかるように明確に伝えることも必要であろう。

患者からセカンドオピニオンを希望されたら，主治医は診療情報提供書を作成する。診療情報提供書には，患者の診断と現在の状況に至った経緯，これまで行ってきた治療，現在投与している薬物，今後予定されている治療法などが記入される。患者はそれを持参して，セカンドオピニオン先に行くことになる。場合によっては，CT

やMRIなどの画像情報も，付属資料として元の病院から貸し出されて持参することができる。診療情報提供書には必要な情報はすべて記入されているが，たとえば自分でつけている日々の記録などがあれば，そのような自前の資料を持参すると，初対面であるセカンドオピニオンの医師と，短い時間に効率的に相談ができるだろう。
　セカンドオピニオンは，あくまで診療情報提供書に基づいて，専門的な立場からの意見提供を行うものであり，保険の適応外である。通常30分単位での加算となるが，費用も病院によって異なるため，事前に施設に確認をする必要がある。
　がんの専門機関である国立がん研究センターは，セカンドオピニオンのメリット・デメリットについて，表7-7のように示している。

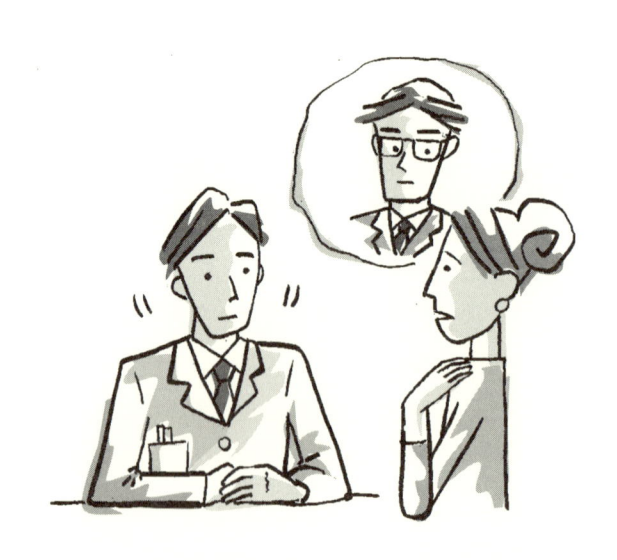

表7-7 セカンドオピニオンのメリット・デメリット

メリット	デメリット
・迷いのある時には、治療法の選択に役立つ ・同一意見であれば信頼感を増すことができる ・自分の病気の将来を確認し、人生設計ができる	・必ずしも受け手が最高の医療者とは限らない ・診療が進んだ段階では、今まで担当してきた医師のほうが、自分の心身面について理解している ・セカンドオピニオンを受け持つ医療者は、初対面で、全ての情報をつかむのは難しい面もある ・医療者が、自分の慣れている治療法を強調する場合がある

児玉哲郎：がんの医療相談について、国立がん研究センターホームページ、http://www.ncc.go.jp/jp/ncch/division/lecture/20031129b.html#04 一部改変

7 医療コーディネーターへの相談

　公的な資格ではないが、近年、臨床現場での患者の意思決定支援を役割とする職業が登場してきている。その1つが医療コーディネーターである。医療コーディネーターは、医療サービスを提供する医療者と医療消費者である患者や家族の間に立って、治療法、医療サービスなどについてお互いの話し合いを促進し、患者の意思決定を支援する。看護師等の医療者で5年以上の臨床経験をもつ者が行っている場合が多く、NPO法人などが資格を認定している。費用はその組織により異なるため事前の確認が必要だが、場合によって複数回利用することで、自らの課題が明確になり納得した意思決定

につながることも期待できる。

　特徴としては，治療を受ける医療者からも，患者やその家族からも，独立し中立的な立場で医療相談を行っている点である。それでいて，コーディネーターを務める者は，看護師など，医療の専門的知識を有している。主治医とコミュニケーションがとりにくい，医療施設に不満や不信があるなど，特に医療施設内の相談窓口を利用しにくい場合，相談ごとをもっていきやすい場所として機能する（表7-8）。

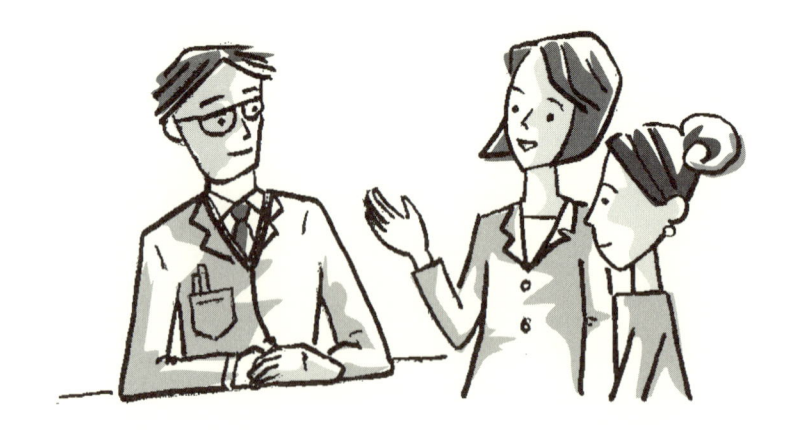

　具体的な医療コーディネーターの意思決定支援に関しては，第2章に掲載されている。

　なお，当事者間で解決しにくい課題に対して，裁判という形をとらずに第三者を介在させながら問題解決を目指すことを，裁判外紛争解決手続き（alternative dispute resolution；ADR）という。医療現場においても，近年，紛争解決の手段としてこのADRが用いられるようになってきた。しかし，ADRは当事者内で解決しにくい紛争が起きた際の解決手段であり，特に人と人の間に争い事がない状態

表7-8 医療コーディネーターのメリット・デメリット

メリット	デメリット
・病院の担当主治医や看護師とは別の，中立的な立場からの支援が受けられる ・コーディネーターは医療専門職であるため，医療の専門的なことを相談できる ・受診時に同行したり，自宅に赴くなど，患者主体のサービスが提供される	・医療保険がきかないため，コストがかかる（例として，楽患ナース株式会社の医療コーディネーター制度では，1時間半程度の相談において，交通費など込みで2万円程度） ・全国的に活動している人数が限られている ・担当の医療コーディネーターが，必ずしも患者の抱える疾患について臨床経験があるとは限らない

でも必要とされる，治療法などの意思決定支援とは根本的に区別される。

8 患者会やサポートグループへの相談

　患者会やサポートグループは，同じ体験をもつ患者同士が集って，体験から得た知恵（体験知）を共有したり，励まし合ったりする場である。そのような場は，患者の孤独感を解消したり，似たような体験をもつ人から病気と付き合うノウハウを学ぶことにつながる。
　一口に患者会と言っても，患者自身が主体になっているものがあ

る一方で，医療者が主体になっているものもある。また，開催の目的も，「おしゃべり会」など特にテーマを決めない情報交換や，外部から医療専門職などの講師を呼んで積極的に知識を身につけることを目的とした学習の機会まで多様である。

　たとえば乳がんのように，非常に患者数が多く，発症年齢が比較的若く，かつ，予後が比較的良好である場合には患者会の数自体も多くなるし，活動も活発であることが多い。だが，希少疾患であったり，発症してからの予後が悪く死亡までの期間が短い疾患では，患者会活動が継続しにくい。つまり，疾患によっても患者会のありようは多様である。利用者は，自分がどのような目的で患者会を利用したいか，利用を考えている会はどのような特徴をもつ患者会であるかについて，知識を得てから利用すると効果的だろう（表7-9）。

　患者会を探したいと思ったときも，やはりインターネットを利用すると便利である。インターネットでは，複数の患者会を比べながら，その目的や特徴，参加しやすさなどを知ることができる。また，

表7-9　対面の患者会やサポートグループのメリット・デメリット

メリット	デメリット
・その病気を体験した人の経験に基づいた，すぐに役立つ情報（体験知）が得られる ・当事者だからこそ理解できる治療のつらさや不安な気持ちを共有することができる ・病気のことを超えて，長く付き合える友人を得られる場合がある	・個人の体験談には偏りもあり，科学的に正しい情報ばかりを得られるわけではない ・会費や運営上の係など，個人の負担が必要な場合がある ・すでに会のなかで人間関係ができているので，初参加の人は発言しにくい

病院を拠点に開催されている患者会も多くあるため，主治医や看護師に情報提供を求めることも探し方の1つだろう。さらに，患者会への参加の仕方にもさまざまな方法がある。実際に会に出かけて話を聞き，参加者に相談することもできるし，ニュースレターを発行している会などでは，それを受け取るだけでも役立つ情報を得られる。

近年非常に多く利用されているのが，インターネット上で患者が集う場（オンラインコミュニティ）である。詳しくは，「インターネットでの検索」の項に記したが，オンラインコミュニティは，対面の患者会と比べると，24時間どこからでも利用でき，すぐに返事が返ってくることも多い。また，匿名で利用できるものが多いことも，大きな特徴である。出かけていける範囲に自分の疾患の患者会がなかったり，希少疾患でもともと患者会が国内に少ない場合，さ

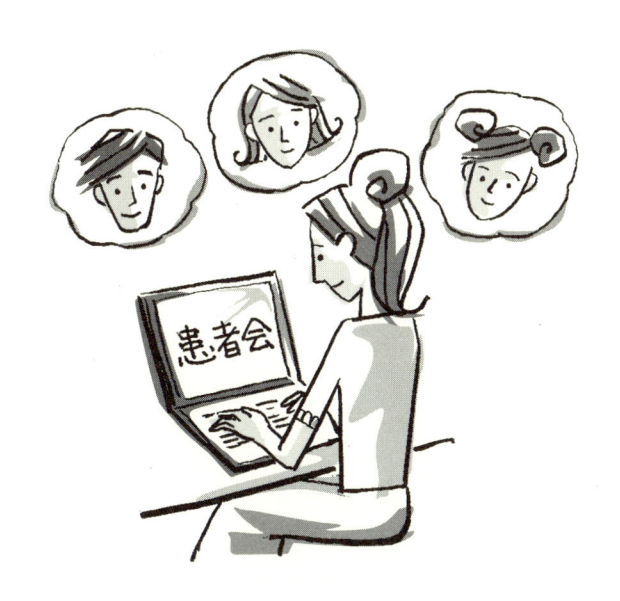

らに，顔や名前を出して患者会に参加することには心理的な抵抗がある人にとって，インターネットは，気軽に患者同士のつながりをつくることができるツールである。

（瀬戸山陽子）

引用・参考文献

1) 佐甲隆：WHOヘルスプロモーション用語集，2003［2011 4/20］；入手先：http://www1.ocn.ne.jp/~sako/glossary.html.
2) 総務省：平成22年版情報通信白書，2009［2010 12/15］；入手先：http://www.soumu.go.jp/johotsusintokei/whitepaper/ja/h22/index.html.
3) National Library of Medicine：PubMed，1997［2011 4/21］；入手先：http://www.ncbi.nlm.nih.gov/pubmed.
4) 日本医療機能評価機構：医療情報サービスMinds（マインズ），2004［2011 4/22］；入手先：http://minds.jcqhc.or.jp/index.aspx.
5) O'Reilly, T.：What is web 2.0：Design Pastterns and business models for the next generation of software，2005［2011 2/4］；入手先：http://mpra.ub.uni-muenchen.de/4580/1/MPRA_paper_4580.pdf
6) イニシアティブ：闘病体験を共有するTOBYOβ版，2004［2011 4/23］；入手先：http://www.tobyo.jp/index.php.
7) ディペックス・ジャパン：健康と病いの語り，2006［2011 3/5］；入手先：http://www.dipex-j.org/.
8) 中山和弘：ナースに役立つ種類のサイトとは？ Nurse's Soul，［2001 9/23］；入手先：http://www.geocities.jp/kazu_hiro/
9) エムスリー：AskDoctors，2005［2011 2/25］；入手先：http://www.askdoctors.jp/.
10) Yahoo！ Japan：Yahoo！ JAPAN知恵袋［2011 2/25］；入手先：http://chiebukuro.yahoo.co.jp/
11) 宮田加久子：きずなをつなぐメディア―ネット時代の社会関係資本，NTT出版，2005．

12) 研究グループ「健康情報棚プロジェクト」：闘病記ライブラリー［2011 3／4］；入手先：http://toubyoki.info/index.html.
13) ささえあい医療人権センターCOML：新・医者にかかる10箇条［2011 4／4］；入手先：http://www.coml.gr.jp/10kajyo/index.html.

索　引

欧文

ADOC ……………………144
ADR ……………………186
AHP ……………………34
aid for decision-making in occupation choice ………144
analytic hierarchy process …35
DC ………………………122
DCS ……………………122
decision conflict scale ……122
decisional conflict …………122
EBM …………………17, 160
EHR ……………………178
evidence-based medicine …17, 160
ICF ……………………144
ICT ……………………179
information communication technology ………………179
iPad ……………………155
Minds …………………161
National Library of Medicine ……………………161
NLM ……………………161
OHRI ……………………87
Ottawa Health Research Institute ………………87
Ottawa Personal Decision Guide ………………127
PEG ……………………86
PubMed …………………161

SDM ……………………133

あ

アセント ………………101
意思決定葛藤 …………122
医療機関の情報 …………160
医療コーディネーター ……43, 50, 53, 63, 185
医療コーディネーターの行動指針 ……………………46
医療情報サービス・Minds ……161
胃ろう …………85, 86, 90, 106
インターネット …………160
インフォームドコンセント ………18
インフォームドチョイス ………19
インフォームドディシジョン ……19
インフォームドディシジョンモデル ……………20, 21, 150
エビデンス…………………17
エビデンス情報 …………160
エンパワメント …………154
オコナー…………………87
オタワ意思決定支援ガイド ……………………87, 127
オンラインコミュニティ ………163

か

階層化意思決定法 …………35
科学的根拠…………………17
科学的リテラシー …………39
学習コーナー ……………174
確率 ………………………13

193

家族	53
葛藤	35, 121
葛藤状況を測定する尺度	122
患者会	187
患者学習室	174
患者中心医療	176
患者図書室	173
患者の本音	47, 52
危険因子	16
期待価値	25
期待効用	31
基本的リテラシー	38
協働的意思決定モデル	20
経皮的内視鏡的胃ろう造設術	86
公共図書館	170
行動変容	25
効用	31
高齢者医療	84
高齢者の胃ろう造設に関する意思決定支援ガイド	89
国際生活機能分類	144
国立医学図書館	161
子どもの権利	101
子どもの最善の利益	104
コンシューマリズム	19

さ

裁判外紛争解決手続き	186
作業選択意思決定支援ソフト	144
サポートグループ	187
シェアードディシジョンメイキング	133
シェアードディシジョンモデル	20, 21, 150
事前指示書	83
失語	147
自分用カルテ	178
市民リテラシー	39
出生前検査／診断	114
情緒的サポート	164
小児医療	99
消費者主義	19
情報	22
情報通信技術	179
情報的なサポート	164
情報の取捨選択	167
情報を得た意思決定	19
情報を得た意思決定モデル	20
情報を得た選択	19
ジレンマ	35
親権	100
診療情報提供書	183
セカンドオピニオン	181
説明と同意	18
選択的ジレンマ	88
専門図書館	171
ソーシャル・マーケティング	38

た

体外受精	114, 119
体験知	164, 187
代替医療	51
代理意思決定	83, 91
代理判断	84
知識	23
データ	22
電子カルテ	178
闘病記	170

闘病記ライブラリー ……………… 171
図書館司書 ……………………… 172

な

納得診療 …………………………… 18
ナラティブ ………………………… 17
ナラティブ情報 ………………… 160

は

パターナリズムモデル
　……………………… 20, 21, 150
パブメド ………………………… 161
病院情報 ………………………… 162
病院の評価サイト ……………… 162
評価 ………………………………… 27
標準治療 …………………………… 69
父権主義モデル …………………… 20
不確かさ ………………………… 122
不妊症クリニック ……………… 126
不妊治療 ………………………… 119
フレーミング効果 ………………… 27
文化的リテラシー ………………… 39
ベネフィット ……………………… 17
ヘルスコミュニケーション …… 37
ヘルスプロモーション ………… 37
ヘルスリテラシー …… 36, 40, 158

ま

マイトラ ………………………… 143
メモ ……………………………… 177
目的 ……………………………… 141
目標 ……………………………… 142
目標設定の意思決定 …… 143, 149

や

よい意思決定 ……………… 28, 122
羊水検査 ………………………… 115

ら

リスク ……………………………… 15
リスクファクター ………………… 16
リハビリテーション …………… 137
リハビリテーションにおける意思決定 ……………………………… 140
リビングウィル …………………… 83
リプロダクションにおける意思決定の特徴 ………………………… 112
リプロダクティブヘルス ……… 111
利用者の口コミ情報 …………… 162
倫理的判断 ………………………… 27
ロールプレイ ……………………… 79

編集・執筆者紹介　執筆順

中山和弘（なかやま・かずひろ）　編集，第1章
聖路加看護大学教授
東京大学医学部保健学科卒業，東京大学大学院医学系研究科博士課程（保健学専攻）修了。日本学術振興会特別研究員（PD），国立精神・神経センター精神保健研究所流動研究員，東京都立大学人文学部社会福祉学科助手，愛知県立看護大学助教授を経て現職。他に東京大学大学院医学系研究科非常勤講師，首都大学東京大学院人間健康科学研究科非常勤講師。専門は保健医療社会学，看護情報学。
研究テーマは，ヘルスリテラシー，ヘルスコミュニケーション，ヘルスプロモーション，意思決定支援。主な著書・論文に，『保健・医療者のためのWeb検索・活用ガイド』（医学書院，2002），「ヘルスリテラシーとヘルスプロモーション」（『病院』67（5），394-400，2008），ウェブサイト「ナースに役立つ種類のサイトとは」（聖路加看護大学「看護ネット」運営）。
連絡先：nakayama@slcn.ac.jp

岩本貴（いわもと・たかし）　編集，第2章
NPO法人楽患ねっと理事長，楽患ナース株式会社代表取締役
アクセンチュアにて病院の電子化，健診センターの営業改革などを手掛ける。在職中にNPO法人楽患ねっとを患者，研究者，看護師らと共に起ち上げ，以降"自分らしく納得する医療"をモットーに活動する。医療の複雑化，高齢化社会の進行を踏まえ，ケアのさらなる充実を目指し，2009年よりナースを元気にするイベント"ナースオブザイヤー"を開催。また，在宅での看取りケアを実践すべく2010年より訪問看護ステーションを妻・岩本ゆりと共に開設した。
連絡先：takashi@rakkan.net

岩本ゆり（いわもと・ゆり）　第2章
医療コーディネーター，看護師，助産師
看護学校を卒業後，東京医科大学病院，東京大学病院婦人科病棟，特別室・緩和ケア病室勤務を経て，2003年に患者の意思決定を支える医療コーディネーターを開業。2007年にフジサンケイ・大和証券グループ 女性起業家ビジネスプラン優秀賞を受賞した。患者との協働を大切にしており，患者や遺族らと共に各学校を巡り「いのちの授業」を続けている。著作として，在宅医療の実際をわかりやすく紹介した『あなたの家にかえろう』（「おかえりなさい」プロジェ

クト）を患者，遺族，医師，研究者らと共に上梓した。
連絡先：yuri@rakkan.net

倉岡（野田）有美子（くらおか（のだ）・ゆみこ）　第3章
聖路加看護大学看護管理学助教
日本赤十字看護大学を卒業後，日本赤十字社医療センターに看護師として勤務。その後，聖路加看護大学看護学研究科博士前期課程に進学し修了。さいたま市立病院に看護師長として2年間勤務した後，現職。修士（看護学）。
共著に，『実践家のリーダーシップ—現場を変える，看護が変わる』（ライフサポート社，2009）。野田は旧姓。
連絡先：y-noda@slcn.ac.jp

小泉麗（こいずみ・れい）　第4章
聖路加看護大学大学院看護学研究科博士後期課程在籍
北里大学看護学部卒業後，日本赤十字社医療センター小児病棟に看護師として勤務。その後，東邦大学医学部看護学科小児看護学教室助手を経て進学。
研究テーマは小児医療における意思決定で，特に重症心身障害児への医療行為に関する親の意思決定に焦点をあてて取り組んでいる。

有森直子（ありもり・なおこ）　第5章
聖路加看護大学看護実践開発研究センター准教授
聖路加看護大学衛生看護学部卒業，聖路加看護大学博士前期課程修了，聖路加看護大学論文博士，学位取得。聖路加国際病院助産師，東京都立品川保健所保健師，東京都立医療技術短期大学専攻科助産課程を経て現職。
専門は，ウィメンズヘルス・助産学，遺伝看護学。研究テーマは，遺伝看護，意思決定支援，意思決定支援教育（専門職，市民を対象にした），医療安全。
主な論文に，「Randomized Controlled Trial of Decision Aids for Women Considering Prenatal Testing」(The effect of the Ottawa Personal Decision Guide on decisional conflict, *Japan Journal of Nursing Science*, 3(2), 119-130, 2006), 「Competencies of genetic nursing practice in Japan : A comparison between basic and advanced levels」(*Japan Journal of Nursing Science*, 4(1), 45-55, 2007),「出産方針における妊産婦の自己決定と助産婦援助の関係性の分析」(日本看護科学学会誌, 19(2), 33-41, 1997)。
連絡先：naoko-arimori@slcn.ac.jp

友利幸之介（ともり・こうのすけ）　第6章

神奈川県立保健福祉大学リハビリテーション学科作業療法学専攻講師
鹿屋体育大学大学院体育学研究科単位取得後満期退学後，同校にて博士号（体育学）取得。2010年，iPadアプリケーションである作業選択意思決定支援ソフト（aid for decision-making in occupation choice）を開発。主な研究テーマは，リハビリテーションにおける意思決定支援，作業に焦点を当てた作業療法実践の効果検証など。

瀬戸山陽子（せとやま・ようこ）　第7章

聖路加看護大学看護情報学博士課程在籍，医療科学研究所研究員
聖路加看護大学看護学部卒業後，東京大学大学院医学研究科健康社会学修士課程を経て，現在に至る。
研究テーマは，医療・健康の消費者である人々がよりよい意思決定をするために必要な情報のあり方や，情報を使う側に求められる能力，情報の見方など。特に，情報通信技術（information communication technology；ICT）を活用した健康医療情報のコミュニケーションに関心がある。
研究分野のキーワードは消費者健康情報学（consumer health informatics），ヘルスコミュニケーション（health communication），ヘルスリテラシー（health literacy），情報通信技術（ICT）。
連絡先：yokos.set@gmail.com

患者中心の意思決定支援
——納得して決めるためのケア

2012年 1 月10日　初　版　発　行
2019年 7 月30日　初版第 7 刷発行

編　集　中山和弘　岩本貴
発行者　荘村明彦
発行所　中央法規出版株式会社
　　　　〒110-0016　東京都台東区台東3-29-1　中央法規ビル
　　　　営　　業　TEL03-3834-5817　FAX03-3837-8037
　　　　書店窓口　TEL03-3834-5815　FAX03-3837-8035
　　　　編　　集　TEL03-3834-5812　FAX03-3837-8032
　　　　https://www.chuohoki.co.jp/

カバー＋本文デザイン　長谷川真由美
イラストレーション　イオジン
印刷・製本　サンメッセ株式会社
ISBN978-4-8058-3604-0

定価はカバーに表示してあります。
本書のコピー，スキャン，デジタル化等の無断複製は，著作権法上での例外を除き禁じられています。また，本書を代行業者等の第三者に依頼してコピー，スキャン，デジタル化することは，たとえ個人や家庭内での利用であっても著作権法違反です。

落丁本・乱丁本はお取替えいたします。